Praktische Hinweise für diplomierte Krankenpfleger im Privatdienst

Harriet Camp Lounsbery

Alpha-Editionen

Diese Ausgabe erschien im Jahr 2023

ISBN: 9789359256610

Herausgegeben von
Writat
E-Mail: info@writat.com

Inhalt

VORWORT

Obwohl sich die Technik ständig ändert, die Methoden verbessert werden und der Unterricht an unseren Schulen besser und umfassender wird, müssen wir uns immer noch mit den alten Problemen in der Privatarbeit auseinandersetzen, und dennoch muss die junge Schwester in unserer Krankenpflegewelt beraten, angeleitet und unterstützt werden . Für diese jungen privaten Krankenpfleger wurde dieses Buch geschrieben.

Sechs Jahre lang bin ich in einer unserer großen Städte auf und ab gegangen, um als private Krankenpflegerin zu arbeiten, und ich kann mich erinnern, als ob es erst gestern gewesen wäre, an das merkwürdige kleine Gefühl, das mir das Herz sank, als ich die Stufen eines Hauses hinaufstieg Es gab einen neuen Patienten, der meine Pflege brauchte. „Würde ich alles richtig machen?" „Könnte ich dem Patienten und den Freunden eine Freude machen?" „Wäre der Arzt mit meinen Bemühungen zufrieden?" „Wie würde ich mich fühlen, wenn ich gehen würde?" „Ermutigt oder hoffnungslos?" "Glücklich oder traurig?" Ein fremdes Haus sieht so abweisend aus. „Würde dieses jemals freundlich aussehen ?" Während sie die Stufen hinaufgeht, bleibt der Krankenschwester Zeit, diese und viele weitere Gedanken in den Kopf zu drängen. In der Gegenwart des Patienten ändert sich dies jedoch schnell, und die Tat vertreibt alle Zweifel und Zweifel.

Die hier gegebenen „Hinweise" sind das Ergebnis meiner eigenen Erfahrung und der der Absolventen der Schule, deren Schulleiter ich war. Wir führten viele lange Gespräche, als sie das Bedürfnis verspürten, in ihr Krankenhausheim zurückzukehren, um Rat und Trost zu holen. Es ist ein ernsthafter Wunsch, dem jungen Absolventen auf den komplizierten Wegen zu helfen, die die unerfahrene Krankenschwester oft beschreiten muss, was mich dazu veranlasst hat, einige frühe Beiträge [Fußnote: Gedruckt mit Genehmigung der *ausgebildeten Krankenschwester* .] an die *ausgebildete Krankenschwester zu überarbeiten* und einige zu schreiben neue, die im vergangenen Jahr im *American Journal of Nursing erschienen sind* .

Im Kapitel „Hinweise für die Geburtshelferschwester" gibt es wenig oder gar nichts, was üblicherweise im Klassenzimmer gelehrt wird.

Das alles ist so gut gemacht, dass es ermüdend wäre, es hier zu wiederholen. Die gesamte Asepsis ist jedem Absolventen bekannt. Sie weiß, wie man alles sterilisiert, aber manchmal weiß sie nicht, wie man die T-Shirts oder gestrickten Schals des Babys am besten wäscht und trocknet. Manchmal wird ihr nicht klar, dass alte Tischwäsche die besten Windeln für das Neugeborene sind, wenn die Babyausstattung nicht im Laden erhältlich ist, und dass sein Kissenbezug keine Stickerei in der Mitte haben sollte.

In diesem Teil möchte ich der Krankenschwester Hinweise geben, damit sie jeder Frau helfen kann, die sich auf ihre Entbindung vorbereiten möchte. Ich wurde so oft gebeten, einer jungen werdenden Mutter zu sagen, *was* sie bekommen soll, dass ich der Einfachheit halber eine Liste erstellt habe, die so vollständig ist, wie sie für jedes Baby und jede Mutter nötig ist, mit einigen Hinweisen zum Waschen des Babys. Den Rest wird erwartet, dass jede Krankenschwester, die eine Ausbildung absolviert, weiß. Die Tabelle zur Berechnung einer Schwangerschaftswoche wurde aus einem medizinischen Papier ausgeschnitten und mir vor einigen Jahren von einem Arzt gegeben. Er wusste nicht, wer es geschrieben hat, und ich weiß es auch nicht, aber er hat es immer verwendet, und ich fand es am zutreffendsten.

Ich weiß, dass die Rezepte, die ich gegeben habe, zuverlässig sind, da sie alle viele Male getestet wurden. Die meisten Lebensmittel hat wahrscheinlich jede Krankenschwester zubereitet, aber die genauen Proportionen geraten auf schreckliche Weise aus dem Gedächtnis. Ob es sich um einen halben Liter Milch oder einen Liter handelt, der mit zwei Eiern für eine Vanillesoße vermischt werden muss, scheint für eine Haushälterin kein großes Problem zu sein, aber für eine Krankenschwester, die vielleicht ein Jahr lang keine Vanillesoße gemacht hat, könnte es viele Schwierigkeiten mit sich bringen .

Ich habe versucht, bei diesem wichtigsten Teil der Pflichten einer Krankenschwester mitzuhelfen, und zwar nicht nur in Bezug auf das Essen, das dem Patienten serviert wird, sondern auch in Bezug auf die Art und Weise, wie es *serviert* wird, was für einen kranken Menschen wirklich von ebenso großer Bedeutung ist wie das Essen selbst. Die wenigen Blätter, die ich leer gelassen habe, sind für zusätzliche Rezepte, die jede Krankenschwester sammeln wird, wenn sie von Haus zu Haus geht. Jede Köchin gibt gerne Tipps, wie sie dies oder das macht, und keine Krankenschwester sollte zu stolz sein, von der Köchin oder sonst jemandem zu lernen. Ich werde nie die dicke kleine Irin vergessen, die mir beigebracht hat, Muschelbrühe zuzubereiten, oder wie stolz sie auf meinen ersten Erfolg war. Den Familienkoch um Rat zu fragen, ist manchmal eine gute Strategie; Sie ist oft so bereit, sich über die zusätzliche Arbeit, die durch die Krankheit oder die Pflegekraft verursacht wird, zu ärgern, dass es sich lohnt, sie zu versöhnen, indem man sie um Hilfe oder Rat bittet. Das Gefühl, dass sie die „ausgebildete Krankenschwester" unterrichten kann, wird die Köchin oft zum Freund machen, und das wird alles rundum angenehmer machen. In der Hoffnung, dass diese oberflächlichen und vielleicht etwas altmodischen Hinweise von echtem Nutzen sind, wird dieses kleine Buch herausgegeben, um denjenigen, die gerade ihre berufliche Laufbahn anstreben, so viel Gutes zu tun wie möglich. Wir Ältesten blicken stets auf die Jugend , wohlwissend, wie Mrs. Isabel Hampton Robb wahrhaftig gesagt hat: „Die Arbeit wird von unseren Händen genommen und von den starken jungen Händen, Herzen

und Gehirnen zu höheren Idealen und höheren Zielen weitergeführt."
zukünftige Krankenschwestern. HCL

Charleston, W. Va.

Ich,
die Krankenpflegerin und ihre Patientin

Vielleicht halten Sie es für unnötig, dass ich Ihnen noch mehr über „den Patienten" erzähle. Sie werden vielleicht sagen: „Habe ich diese ganze Ausbildung absolviert und muss mir noch gesagt werden, wie ich einen Patienten behandeln soll?" Ich antworte, dass Ihnen beigebracht wurde, wie man das Fortschreiten einer Krankheit beobachtet, wie man die Anweisungen des Arztes intelligent befolgt, und dass man Ihnen auch bestimmte handwerkliche Fähigkeiten beigebracht hat, deren Beherrschung zweifellos am notwendigsten ist, aber die Bedeutung des Begriffs ist noch viel umfassender. eine gute Krankenschwester" als dies. Wie oft hören wir Geschichten von Krankenschwestern, die gut waren – *aber* – die geschickt waren – *aber* – und nach dem *Aber* kommt eine lange Liste solcher Fehler, die im Krankenhausleben, wo die Routine und die vielen Regeln und das Ständige Überwachung verringert die Wahrscheinlichkeit, dass sie hervorstechen. „Sie schlägt die Türen zu." „Sie zerbricht das feine Porzellan ." „Sie trägt schwere Schuhe", oder „Sie redet zu viel" oder „Sie ist hübsch und verbringt zu viel Zeit mit der Pflege ihrer Vorderhaare" – aber warum weitermachen? Sie alle haben solche Geschichten *bis zum Überdruss* gehört, und wenn Sie weise sind, werden Sie gegen jede dieser Fallstricke, in die Ihre Schwesterschwestern geraten sind, einen Wegweiser aufstellen und darauf in großen, deutlichen Buchstaben schreiben: „Gefahr! Das Betreten dieses Ortes ist verboten." Soweit ich mich entschuldige, dass ich Sie noch einmal mit einem Vortrag über „den Patienten" belohnt habe.

Das Verhältnis zwischen Pflegekraft und Patient sollte von Anfang an mehr als freundschaftlich sein. Sie sind gekommen, um den unschätzbaren Segen unermüdlicher, geschickter Fürsorge jemandem zu schenken, der ihn dankbar annehmen sollte, und glauben Sie mir, wenn Sie nicht mit einem Gefühl der Dankbarkeit gegenüber Gott zu Ihrem Patienten gehen, dass er Ihnen erlaubt hat, ein solch heiliges Vertrauen zu übernehmen Wenn Sie sich um ein Menschenleben kümmern, sind Sie nicht in der Lage, diese Arbeit zu übernehmen. Ihre Pflege sollte in gewisser Weise ein Ausdruck Ihres eigenen spirituellen Zustands sein; Wenn man es in seiner höchsten Form betrachtet, ist es ein äußeres und sichtbares Zeichen einer inneren und spirituellen Gnade.

Erstens müssen Sie also in völliger Sympathie mit dem Kranken sein – und hier verwechseln Sie mich nicht – mit Sympathie meine ich nicht Sentimentalität. Die beiden Emotionen liegen so weit auseinander wie die Pole. Sie müssen also Mitgefühl haben, und wenn Sie es nicht intuitiv spüren, möchte ich Ihnen sagen, was Sie tun müssen, um Ihre schlummernden

Gefühle zu wecken. Versuchen Sie ernsthaft, sich in die Lage des Patienten zu versetzen. Hatte sie eine Operation, und Sie haben die ganze Nacht versucht, sie auf ihrem Rücken ruhig zu halten, und sie hat Sie angefleht, sie „noch nie so klein" werden zu lassen? Wenn Sie sich hinlegen und vielleicht Rückenschmerzen haben und sich müde fühlen, legen Sie sich, statt sich in die bequemste Position zu setzen, gerade und aufrecht auf den Rücken und sagen Sie sich: „Jetzt kann ich mich nicht mehr umdrehen." vorbei", und stellen Sie sich vor, Sie hätten eine Krankenschwester an Ihrer Seite, die Sie nicht umdrehen lässt. Sie werden im Laufe einer Stunde feststellen, dass Ihre Patientin für all ihre Beschwerden eine gute Entschuldigung hat, und am nächsten Abend werden Sie genau wissen, wo Sie Ihre Hand in die Hohlkehle des Rückens oder unter die Schultern stecken müssen, um etwas nachzugeben Leichtigkeit. Der Patient wird von einer solchen Übung seitens der Krankenschwester profitieren und Ihr Mitgefühl wird geweckt. Vergessen Sie nie, dass *der Patient krank ist* , Sie aber *nicht* . Das können Sie, Sie müssen fest in dem sein, von dem Sie wissen, dass es dem Wohl Ihres Patienten am besten dient, aber Sie dürfen niemals diktatorisch oder argumentativ sein. Ich weiß, es ist schwer, all die dummen, unvernünftigen Launen kranker Menschen zu ertragen, aber wenn Sie echte Krankenschwestern sind, werden Sie es schaffen. Es gibt jedoch einige tröstende Gedanken, die mir immer geholfen haben und die ich Ihnen sagen werde. Bedenken Sie zunächst immer, wie ich bereits sagte, dass der Kranke krank *ist* , und aus diesem Grund kann man vieles übersehen. Denken Sie zweitens daran, dass es nicht lange anhalten wird. Ein paar Tage oder Wochen werden sicherlich eine Veränderung bringen. Aufgrund der Natur der Krankheit kann sie nicht lange in diesem sehr schwierigen Stadium bleiben, es sei denn, sie leidet tatsächlich unter einer Art Manie, und wenn das der Fall ist, brauchen Sie ihren Launen natürlich keine Beachtung zu schenken. Wenn sie sagt, dass Weiß gleich Schwarz ist, lassen Sie es sein. Es bedeutet nicht, dass es so ist, wenn sie es sagt, aber wenn Sie den Punkt argumentieren und all Ihre Weisheit in Ihre Demonstration einbringen, können Sie ihren Puls und ihre Temperatur auf einen Punkt bringen, der ihr eine echte Verletzung zufügt.

Takt ist dir bekanntlich alles wert und du wirst dadurch alle Herzen erobern. Versuchen Sie dann, wie die Patientin zu fühlen, und Sie werden instinktiv wissen, wie Sie sie behandeln sollen, und werden vielleicht oft für eine kleine Tat mit der freudigen Überraschung belohnt, mit der sie sagen wird: „Woher wussten Sie, dass ich es wollte?" Erledigt?" Sie müssen ihr nicht sagen, woher Sie das wussten, aber Sie können sicher sein, dass sie Sie für Ihre vorausschauende Rücksichtnahme umso mehr schätzen wird. Ihre Kissen können flach und heiß sein, ihr Haar ist unbequem, ihr Bettlaken ist zerknittert oder hängt nicht ganz unter der Decke; All diese und ein Dutzend weiterer kleiner Dinge lassen sich so leicht arrangieren, und wenn sie erledigt sind, tragen sie so sehr zum Wohlbefinden des Kranken bei, dass man sie immer im Kopf haben muss.

Seien Sie auch mit den Sachen Ihrer Patientin, ihrer obersten Schublade, ihren verschiedenen Kästen und ihrem Wäscheschrank äußerst vorsichtig. Sie müssen all diese Dinge genauso behalten, wie sie es getan hat. Du magst es vielleicht für eine sehr dumme Sache halten, wenn sie drei Stapel Taschentücher von unterschiedlichem Alter oder unterschiedlichem Feinheitsgrad hat, aber wenn das ihre Art ist, wird sie zufriedener sein, wenn sie weiß, dass du kein feines Taschentuch hinlegen wirst über ein häufigeres. Halten Sie sie also so sorgfältig getrennt, als wären sie die beiden Teile eines Seidlitz-Pulvers.

Hängen Sie ihre Kleidung immer sorgfältig auf, wenn sie wieder ins Bett geht, sei es einmal oder öfter am Tag. Trennen Sie sie und hängen Sie sie auf; Heben Sie nicht alle zusammen auf und legen Sie sie über einen Stuhl. Legen Sie ihre Schuhe weg, legen Sie die Strümpfe auf ein Regal oder stecken Sie sie in die Schuhe. Falten Sie ihren hübschen Schal oder Kimono und legen Sie ihn in eine Schublade. Zeigen Sie ihr, dass Sie etwas Gutes wissen und wissen, wie man sich darum kümmert.

Bewahren Sie feines Porzellan oder Glas und Nippes auf, wenn sie sehr krank ist und Sie Platz für notwendige Gläser oder andere Gegenstände benötigen. Es wird eine angenehme Art sein, die Langeweile eines langen Tages in ihrer Rekonvaleszenz zu vertreiben, indem man sie hervorbringt und an ihren gewohnten Plätzen arrangiert. Seien Sie vorsichtig mit Büchern, Tischdecken und allen Luxus- und Schönheitsartikeln, die Sie in vielen unserer Stadthäuser finden. Denken Sie daran, dass diese Dinge jemand anderem gehören , obwohl Sie der derzeitige Verwalter sind, und denken Sie darüber nach, wie provoziert Sie sich fühlen würden, wenn ein Fremder zu Ihnen nach Hause käme, und selbst wenn sie Sie wieder gesund pflegte, würde sie viele davon bestrafen Teller, zerbrochene Vasen und Tassen ohne Henkel hinter ihr. Ich glaube, du würdest nicht wollen, dass sie dich noch einmal stillt.

Kürzlich habe ich in einer englischen Zeitschrift zum Thema Krankenpflege einen sehr klugen Artikel über „Talk" gesehen. Die Autorin, eine Krankenschwester, meinte, dass Themen knapp seien. Sie sagt: „Wir dürfen nicht mit der Patientin über ihre eigenen Beschwerden sprechen, das würde sie krank machen; oder über den Arzt, denn das wäre Klatsch; oder über das Krankenhaus, denn Krankenhäuser sind voller Schrecken; oder über die anderen Krankenschwestern." Das könnte zu einem Gesprächsskandal führen; oder über andere Patienten, denn das wäre Vertrauensbruch. Nun, worüber soll *man* reden, wenn es einer Patientin gut genug geht, um zu reden, und Ihr Gespräch mit ihr wird ihr nicht schaden (aber in diesem Punkt). Seien Sie ganz sicher, bevor Sie Ihre Beredsamkeit zum Ausdruck bringen.) Es ist in der Tat eine ziemliche Frage, und die Krankenschwester muss oft ihren ganzen Einfallsreichtum einsetzen, um den Patienten auf die richtigen Themen zu bringen, selbst wenn sie es für so verwerflich halten, dass eine Krankenschwester redet Klatsch und Tratsch, verschmähen Sie es nicht, ihre Nachbarn gelegentlich der Amme mit einer sehr stark gewürzten Skandalsoße zu servieren, und hier muss die Ehre der Amme ins Spiel kommen; lass sie es, wenn möglich, vergessen, denn wenn das arme Mädchen weh tun wird an ihrer nächsten Stelle verrät sie unabsichtlich alle Geheimnisse, die sie in diesen langen Gesprächen gehört hat. Versuchen Sie dann, sich von den Nachbarn fernzuhalten. Wenn Ihr Patient ein kultivierter Mensch ist und Sie selbst etwas über Bücher wissen, haben Sie ein nie versagendes Thema. Die neuesten Bücher, die berühmtesten Bücher, die unterhaltsamsten Bücher, und wenn Sie vorlesen können und die Patientin Ihnen gerne zuhört, lesen Sie ihr vor, und es wird beiden gut tun – achten Sie nur darauf, sie nicht durch zu viel Lesen zu ermüden auf einmal. Sprechen Sie über interessante Orte, die Sie besucht haben, und sie wird das Gleiche tun, über Bilder, die Sie gesehen haben, und zu guter Letzt können Sie über Kleidung sprechen. Im Allgemeinen ist das erste ernsthafte Geschäft, mit dem sich ein Rekonvaleszent beschäftigt, der Kauf und die Anfertigung neuer Kleidung. Sie möchte etwas Neues und Frisches, und wenn Sie ihr neue Ideen zu diesem Thema geben oder ihr von hübschen Materialien erzählen können, die Sie in den Schaufenstern gesehen haben, werden Sie genauso unterhaltsam sein, als ob Sie über eines der verbotenen Themen sprechen würden. und um ein Vielfaches nützlicher.“

Zum Abschluss dieses Kapitels möchte ich noch ein Wort zur Lektüre der Tageszeitungen sagen. Wenn Ihre Patientin eine Frau ist, möchte sie genau wissen, woran Sie selbst interessiert wären, und das ist sehr einfach; aber wenn Ihr Patient ein Mann ist, ist es schwieriger zu wissen, was er wollen wird; Politik, Geldmarkt usw., die die meisten Frauen überspringen. Wenn Ihr Patient also ein Mann ist, beginnen Sie mit der ersten Seite und lesen Sie langsam die Überschriften der Nachrichten. Wenn ihm eine davon als wünschenswert erscheint, wird er Sie auffordern, sie zu lesen. Wenn Sie die Nachrichten gelesen haben, können Sie auf die Redaktionsseite wechseln und dort das Gleiche tun. Wenn Sie Ihren Patienten nicht sehr gut kennen, versuchen Sie nicht, ihn über die Börsenkurse aufzuklären, denn ich vermute, dass es für eine gewöhnliche Frau nahezu unmöglich ist, sie so zu lesen, dass ein Mann sie versteht. Er wird wahrscheinlich über Ihr gut gemeintes Unterfangen lachen und Sie bitten, „ihm freundlicherweise einen Blick auf die Zeitung zu erlauben“, dann wird er gleich herausfinden, was Sie sagen wollten.

II
DIE KRANKENSCHWESTER UND DER ARZT

Ich nehme an, keine Krankenschwester durchläuft eine Ausbildungsschule, ohne von allen Ärzten im Dozentenstab gebührend beeindruckt zu werden, dass sie, die Ärzte, die Generäle der Kampagne sind. Sie und ihre Kollegen sind die Helfer, und sie wird so freundlich sein, sich an diese Tatsache zu erinnern und ihm, dem Arzt, keine Vorschläge zu machen oder ihm die Früchte ihrer reifen Erfahrung von drei Jahren in einem Krankenhaus zu geben, und mehr oder weniger Zeit, seit sie ihren Abschluss gemacht hat. Aber obwohl Sie das wohl alle wissen, gibt es einige Punkte Ihrer Verbindung zum Arzt, die vielleicht nicht ganz so klar sind.

Denken Sie also zunächst daran, dass Sie seine *Hilfe sind,* dass Sie ihm auf jede erdenkliche Weise helfen müssen, dass Sie niemals gegen ihn arbeiten und niemals das Vertrauen des Patienten in ihn schwächen sollen. Wenn Sie nicht verstehen, warum er dies und das tut, bitten Sie um eine Erklärung. Wenn Sie ihn ziemlich gut kennen und wenn Ihre Fragen vernünftig und intelligent gestellt sind, wird er Ihnen gerne antworten und Ihnen alles erklären, was Sie erklärt haben ; Aber wenn Sie den Grund einer bestimmten Anordnung nicht kennen und er es Ihnen außerdem nicht sagen will, gehen Sie nicht davon aus, dass er es nicht weiß oder dass er verärgert ist; Es könnte sich um ein sehr unsicheres, heikles Experiment handeln, und er möchte nur, dass Sie ihm mit freiem, unvoreingenommenem Geist sagen, was Sie sehen. Bleiben Sie ihm gegenüber dem Patienten jedoch stets treu. Wenn Ihnen tausend Fragen gestellt werden: „Warum macht der Arzt dies nicht oder warum macht er jenes?" Sie können immer sagen, dass er es zum Wohle des Patienten tut oder nicht, da sind Sie sicher, und das müssen sie auch tun.

Sie sammeln die Fakten und legen sie dem Arzt geordnet vor; In vielen Fällen stützt er seine Theorien über die Krankheit auf Ihre Beobachtungen und Berichte. Sie können sehen, welch vollkommenes Vertrauen er in Sie haben muss und wie treu Sie ihm gegenüber sein müssen, um das Wohl Ihres Patienten zu gewährleisten. Ich habe Ärzte oft sagen hören, wenn sie von einer Lieblingskrankenschwester sprachen, als sei dies die einzige erwähnenswerte Tugend: „Ich bin vollkommen sicher, dass sie meine Anweisungen treu ausführen wird, wenn ich nicht anwesend *bin* . " Absolute Treue hat Vorrang, denke ich, und das zu Recht. Ihre Erfolge mögen zahlreich sein, aber wenn Sie nicht diese Treue, diesen Gehorsam gegenüber dem Arzt als Ruder für das Schiff Ihres beruflichen Charakters haben, egal wie groß auch die Last des Lernens, der Erfolge und der guten Absichten sein mag, Ihr Eigenwille und Eitelkeit wird dich zu den Felsen führen, wo der Ruin unvermeidlich ist.

Haben Sie keine Angst, Ihre eigene Individualität und Unabhängigkeit zu verlieren. „Wer gut gehorcht, regiert gut", ist ein sehr altes und sehr wahres Sprichwort, und Ihre Verantwortung wird niemals enden. Je treuer Sie den Befehlen sind, desto mehr Vertrauen wird Ihnen entgegengebracht. Nicht nur Ihr Patient, sondern die ganze Familie erwartet von Ihnen Anweisungen, denn von Ihrer Treue und dem Fingerspitzengefühl, mit dem Sie Ihre Autorität ausüben, hängt ein Großteil Ihres Erfolgs als Krankenschwestern ab.

Achten Sie darauf, die Beziehung zu keinem Patienten abzubrechen, es sei denn, Ihr Arzt weiß alles darüber. Verlassen Sie niemals Ihren Schützling, egal wie dringend der Grund auch sein mag, es sei denn, Sie sagen es ihm. Möglicherweise sind Sie krank, oder der Ort ist für Sie oder Sie an den Ort ungeeignet, und Sie wissen vielleicht, dass es das Beste für Sie ist, dorthin zu gehen. Aber sprechen Sie zuerst mit dem Arzt, sagen Sie ihm offen, warum Sie gehen möchten, und lassen Sie sich von ihm beraten, wie Sie sich verhalten sollen. Wenn er Ihnen sagt, dass Sie gehen dürfen, und Sie wissen, dass Ihre Stelle besetzt werden muss, bieten Sie nicht Ihren besten Freund oder sonst jemanden als Ersatz an. Wenn er Ihren Rat wünscht, wird er Sie fragen, und dann können Sie ihm jemanden nennen, der Ihrer Meinung nach für die Position geeignet ist, aber bieten Sie Ihren Freund nicht an, da er möglicherweise einen seiner Favoriten hat, den er an Ihre Stelle setzen möchte. Natürlich müssen die Patientin oder ihre Freunde über die beabsichtigte Veränderung Bescheid wissen – das halte ich für selbstverständlich. Nach Rücksprache mit dem Arzt wird der sorgfältigste Arzt alles zu Ihrer Zufriedenheit erledigen. Gehen Sie also, wie bereits gesagt, niemals von Ihrem Patienten weg und lassen Sie an Ihrer Stelle eine Krankenschwester zurück, die der Arzt nicht kennt. In den meisten Fällen hat er Sie als seinen Patienten ausgewählt, und er will Sie. Vielleicht sind Sie nicht so, wie er es sich wünscht, aber so wie Sie sind, weiß er, was Sie können und was *nicht* ; und es ist eine große Unverschämtheit, wenn eine Krankenschwester ohne den Arzt weggeht und einen Fremden an ihrer Stelle zurücklässt. Für ihn wird die Konsequenz höchstwahrscheinlich darin bestehen, dass ihr Name als „unzuverlässig" von seiner Liste gestrichen wird – seien Sie also vorsichtig.

Bewahren Sie Ihre Aufzeichnungen sorgfältig auf; Der Arzt untersucht sie normalerweise sehr sorgfältig, aber manchmal findet man jemanden, der sie hochmütig übergeht und es eher versucht, wenn man solche Schmerzen mit sich bringt. Sie können zu dem Schluss kommen, dass es in einem solchen Fall nicht notwendig ist, sie genau einzuhalten, aber derselbe Arzt könnte Sie eines Tages fragen , wie lange es her ist, dass die Temperatur der Patientin so plötzlich angestiegen ist, oder wie viele Tage seit dem ersten Mal vergangen sind Sie haben feste Nahrung zu sich genommen, und wenn Sie Ihre

Aufzeichnungen genau geführt und sorgfältig aufbewahrt haben, können Sie das ohne zu zögern feststellen. Es ist besser, geschäftsmäßiger und in jeder Hinsicht lobenswert, wenn die Krankenschwester diese Aufzeichnungen führt und äußerst genau darauf achtet. Wenn der Arzt bei seinem morgendlichen Besuch seine Anweisungen auf die frische Tagesakte schreibt, ist das eine große Hilfe für die Krankenschwester, aber sehr oft ist er in Eile und Sie müssen sie selbst aufschreiben. Wenn Sie dies tun müssen, nehmen Sie Ihre Akte und schreiben Sie, was er Ihnen sagt, *wenn* er es Ihnen sagt. Wenn die Bestellungen sehr komplex sind, ist dies Ihre einzige Möglichkeit, absolut sicher zu sein, dass alles richtig ist. Es ist auch ein Schutz für Sie, wenn die Familie zu Kritik neigt .

allein zu lassen , wenn es überhaupt möglich ist. Warten Sie , bis er alle Fragen gestellt hat, die er möchte, oder bis Sie es gesagt haben Erzählen Sie ihm alles Nötige vor dem Patienten und verlassen Sie dann den Raum, um eine Besorgung, ob real oder eingebildet, zu erledigen. Wenn der Patient schwer erkrankt ist, ist dies natürlich nicht möglich und dann auch nicht nötig.

Es empfiehlt sich, am oberen Ende der Treppe oder am Fuß der Treppe auf den Arzt zu warten, wenn die Gefahr besteht, dass Sie belauscht werden, und ihm dort alles zu sagen, was Sie dem Patienten nicht über seinen Zustand usw. sagen konnten Vielleicht hat er auch etwas zu sagen, eine letzte Anweisung, eine Warnung, die er dem Patienten lieber nicht mitteilen möchte. Dies ist auch die Zeit, über sich selbst zu sprechen, wenn Sie krank oder müde oder mit Ihrer Position unzufrieden sind. Vielleicht hat keiner von Ihnen etwas zu sagen, und ein freundliches Nicken und ein „dem Patienten geht es gut, Schwester" werden Sie mit dem Gefühl zurück ins Krankenzimmer schicken, dass Ihre Arbeit geschätzt wird, was immer einen großen Beitrag zur Erschwerung leistet Orte einfach. Ihre Patienten mögen sehr neugierig sein, was Sie dem Arzt zu sagen haben, aber Sie können ihnen bereitwillig und ehrlich sagen, dass es viele Dinge gibt, die Sie ihm zu sagen haben, die Sie vor ihnen nur schwer und schwer sagen könnten damit sie es auch hören, und das sind Dinge, die du draußen arrangierst.

Wenn Ihr Arzt einer homöopathischen Schule angehört, stellen Sie immer sicher, dass Sie auf einem geeigneten Tisch ein kleines abgedecktes Tablett und darauf zwei Gläser haben, die sauber und auf den Kopf gestellt sind, um sie vor Staub zu schützen, sowie Teelöffel und Deckel für die Gläser ein kleiner Krug mit frischem Wasser. Viele Ärzte der alten Schule verwenden auch einige Medikamente in Wasser, daher ist es am besten, immer eine Brille zur Hand zu haben.

Setzen Sie sich nicht hin, wenn der Arzt sein berufliches Gespräch führt, es sei denn, er oder der Patient verlangen es. Er wird wahrscheinlich an der Seite des Bettes sitzen, Ihr Platz ist am oder in der Nähe des Fußendes. Wenn der

Arzt den Patienten als Freund gut kennt und dazu neigt, längere Zeit zu bleiben und sich zu unterhalten, können Sie ruhig in einen anderen Teil des Zimmers gehen und mit Ihrer Arbeit oder Lektüre fortfahren. Stellen Sie jedoch sicher, dass der Arzt mit der Befragung fertig ist Sie fragen, bevor Sie gehen.

Verwenden Sie sparsam Fachbegriffe. Wenn die Füße Ihres Patienten ödematös sind , teilen Sie dem Arzt mit, dass die Füße stark geschwollen sind. Wenn er *fragt* , ob sie ödematös sind , sagen Sie ihm „Ja", nennen Sie aber nicht freiwillig die besondere Art der Schwellung. Wenn der Bauch tympanitisch ist, sagen Sie ihm, dass er stark aufgebläht zu sein scheint; und wenn er viel weiter fragt, beantworten Sie die Fragen vollständig und intelligent. Wenn Ihr Patient die Symptome einer Venenentzündung hat, teilen Sie ihm den Temperaturanstieg, die Schwellung des Beins und die Empfindlichkeit im Verlauf der Vene mit, und er wird wissen, dass Sie die Schwere der Krankheit kennen und einschätzen; aber versuchen Sie nicht, den Symptomen einen Namen zu geben, das ist nicht Ihre Aufgabe.

Ich möchte Sie bitten, sehr vorsichtig zu sein, welche Instrumente Sie bei sich tragen. Habe sie vom Besten. Lassen Sie Ihr Thermometer von der allerbesten Qualität sein.

Nichts ist im Kleinen anstrengender, als an Ihrem Thermometer zweifeln zu lassen, und wenn Sie *wissen,* dass es das Beste ist, was der Markt zu bieten hat, und wenn Sie es hin und wieder zum Instrumentenbauer bringen und testen lassen, brauchen Sie sich keine Sorgen zu machen, Wenn Sie eine ungewöhnliche Temperatur feststellen, teilen Sie dies dem Arzt mit, und dieser testet in aller Stille Ihr Thermometer, was natürlich immer korrekt ist. Stellen Sie sicher, dass Ihre Injektionsspritze funktioniert. Wenn der Kolben nach längerem Gebrauch von Brandy, aromatischem Ammoniak usw. locker rutscht, bringen Sie ihn zur Reparatur und achten Sie darauf, dass die Nadeln scharf sind; sie werden sehr schnell stumpf; Behalten Sie auch die durchgesteckten winzigen Drähte bei. Es ist auch gut, diese Spritze im Zimmer aufzubewahren, ihr kleines Gehäuse ist sehr klein und unauffällig, und wenn Sie sie an einem sicheren, griffbereiten Ort in der Nähe Ihres Thermometers aufbewahren, haben Sie sie zur Hand, wenn ein unvorhergesehener Notfall eintritt, und das tun Sie auch Ich möchte keine Zeit damit verlieren, dafür auf dein Zimmer zu gehen.

III
DIE KRANKENSCHWESTER SELBST

Für die Pflegekraft ist es ebenso wichtig, auf sich selbst wie auf den Patienten zu achten, auch wenn ihre Fürsorge auf ganz andere Weise zum Ausdruck kommen muss. Denken Sie immer daran, dass Sie wirklich gute Werkzeuge benötigen, um wirklich gute Arbeit leisten zu können. Kein Mensch, der eine wertvolle Maschine besitzt und intelligent bedient, würde sie ständig auf Höchstgeschwindigkeit laufen lassen. Er pflegt es, hält es sauber, erneuert defekte Teile, ölt es; und dann erwartet er, dass es so viele Stunden läuft und dass es gut läuft – dass es seine Arbeit gründlich erledigt. Aber obwohl er alles in Ordnung hält, schafft er es nicht, dass es wochen- oder monatelang Tag und Nacht funktioniert. Von einer solchen Torheit hört man bei einem Ingenieur nie; Aber bei uns Menschen, die wir eine viel wunderbarere Maschine besitzen und verwalten als jede Dampfmaschine, hören wir oft davon, und immer, immer *endet* die Geschichte mit der unvermeidlichen Katastrophe . Der Geschäftsmann entwickelt eine Parese, der Geistliche verliert seine Stimme oder seine Augen, die Krankenschwester erkrankt an einer Krankheit, die sie arbeitsunfähig macht, in jedem Fall lässt Mutter Natur den unvorsichtigen oder unwissenden Besitzer der wunderbaren Maschine die Strafe für den Missbrauch zahlen. Für die Natur spielt es keine Rolle, aus welchem Grund wir die großen Gesetze brechen; Wir können uns mit philanthropischer Arbeit ebenso sicher umbringen wie mit übermäßiger Nachsicht. Ein Problem ist, dass es nicht immer *tötet*. Ein Gelähmter kann jahrelang leben, ebenso ein Mann mit Parese. Wenn die wunderbare, von Gott gegebene Maschine schlecht funktioniert oder ganz zum Stillstand kommt, schauen wir zu und fragen uns manchmal, warum diejenigen, die so hilfreich sind, so gute Beispiele für Mut, Können und Tugend, so kaum verschont bleiben dürfen diejenigen, die weggenommen werden. Wundern *wir uns* , wir, die wir Krankenschwestern sind? Wissen wir nicht, was es getan hat? Ah! Ja – wir wissen, wir wissen, dass diese und jene Krankenschwester erschöpft war, als sie sich einem weiteren Fall zuwandte – und als wir hörten, dass sie selbst krank war, zögerten wir nicht zu sagen: „Dummes Mädchen! Dachte sie, sie sei geschaffen?" aus Schmiedeeisen und Sohlenleder?" Aber werden *wir* darauf achten und nicht das Gleiche tun, oder werden wir uns zusammen mit den Undenkenden fragen, warum die guten, nützlichen Menschen immer weggenommen werden? Täusche dich nicht; Sie werden nicht „weggenommen", sie nehmen sich selbst weg, denn Gott wird seine weisen Gesetze nicht aufheben, weil wir (egal wie gut wir sind) im Widerspruch zu ihnen handeln.

Bitte denken Sie daran, dass ich jetzt nur zu den guten Krankenschwestern spreche – den begeisterten –, arme Krankenschwestern, faule

Krankenschwestern haben keine Versuchung, sich zu überarbeiten. Sie sterben vielleicht an Verdauungsstörungen, aber nicht an Erschöpfung.

Es kommt Ihnen so natürlich vor, dass andere krank sind. Du hast Dutzende Kranke im Krankenhaus gesehen und auf sie gewartet, Mitleid mit ihnen gehabt, Mitleid mit ihnen gehabt; Aber haben Sie gedacht, dass es im Rahmen der Möglichkeit liegt, dass *Sie* jemals in einen so bedauernswerten Zustand geraten könnten? Sie gehen in Ihrer privaten Krankenpflege von Haus zu Haus, finden immer die Kranken, und das scheint natürlich, ganz richtig. Du kümmerst dich um sie, sie werden gesund oder sterben – und dann geht es weiter mit dem nächsten –, aber denk darüber nach, was sie krank gemacht hat, und obwohl du weißt, dass du *aus* Fleisch und Blut bist, benimm dich nicht so, als ob du es nicht wärst . „Oh ja" (wie oft habe ich das schon gehört), „Ich weiß, dass sie zu hart gearbeitet hat, aber ich bin so stark, du hast mich nie beschweren gehört; ich kann einen Fieberfall zwei Wochen lang pflegen und gehe nie ins Freie . " für Luft oder Bewegung." Ist es nicht dumm? Ist es nicht falsch, wenn eine vernünftige Frau so redet?

Hören Sie sich nun einige praktische Tipps an, wie Sie sich selbst in gutem Zustand halten können. Gehen Sie also zunächst nie zu einem Fall, es sei denn, Sie fühlen sich wohl. Es ist für Sie viel klüger und auch für den Kranken besser, wenn Sie es offen sagen, wenn es Ihnen nicht gut geht. Sagen Sie demjenigen, der Sie abholt, dass Sie dem Fall nicht gerecht werden konnten, was Sie auch nicht konnten. Kranke Menschen reagieren genauso empfindlich wie Babys auf den subtilen Einfluss dessen, der so ständig über ihnen ist. Wenn Sie bei voller Gesundheit und Kraft sind, wird das Reiben beruhigend und wirksam sein, und Ihre bloße Anwesenheit, wenn Sie vorsichtig und sanft sind, wird beruhigend sein. Im Gegenteil, wenn Sie selbst leiden und die nervöse Kraft nutzen, die Sie Ihrem Patienten geben sollten, um Ihre eigene Krankheit zu verbergen, wird Ihre Anwesenheit nicht so eifrig willkommen sein; Ihre Patientin weiß zwar nicht, was los ist, fühlt sich aber erleichtert, wenn Sie abwesend sind. Geht man zu einem Fall und fühlt sich vollkommen wohl, ist das nächste, was man tun muss, gesund zu bleiben.

Seien Sie vorsichtig beim *Essen* . Ihre Mahlzeiten werden notwendigerweise oft unregelmäßig sein, das ist unvermeidlich, aber essen Sie nur gesunde Dinge. Essen Sie keine Süßigkeiten; Und beim Abendessen, das Sie wahrscheinlich am Abend einnehmen werden, nachdem die Familie fertig ist, vermeiden Sie Pastetchen und reichhaltige Puddings, Eiscreme und dergleichen. In den luxuriösesten Häusern finden Sie immer reichlich einfache Lebensmittel und Obst; Iss diese und lass den Rest in Ruhe. Wenn Sie Ihren Magen und den gesamten Verdauungsapparat in Ordnung halten wollen, müssen Sie ihn pflegen und ihn nicht überfordern. Wenn Sie einen ziemlich guten Magen haben, wird er einiges an Missbrauch aushalten, aber am Ende wird er murren, und eine dyspeptische Krankenschwester ist kein attraktives Objekt. Was Ihre Abendmahlzeiten betrifft, die Sie immer zu sich nehmen sollten, wenn Ihr Fall eine ständige Überwachung erfordert, würde ich Ihnen reichlich Kaffee, Tee oder kalte Milch, wenn Sie diese trinken können, Brot und Butter, kaltes Fleisch und Obst empfehlen. Essen Sie nachts niemals kandierte Früchte, Kuchen oder Torten. Iss Eier, wenn du sie magst, und eingelegte Gurken, wenn du magst. Denken Sie daran: Das einfachste, am leichtesten verdauliche und nahrhafteste Essen ist das, was Sie zu sich nehmen müssen. Glauben Sie mir, Sie werden für den maßvollen Umgang mit all den Leckerbissen, die Sie sehen, mit einem klaren Teint und einer guten Farbe belohnt, die Sie „schön anzusehen" machen, besonders gut für einen kranken Menschen.

Was die Nachttoilette der Krankenschwester betrifft, ist es manchmal ein ziemliches Problem, was man am besten anziehen soll. Wenn der Patient nicht so krank ist, dass die Uniform für den Nachtdienst behalten werden muss, sollte die Krankenschwester so bequem sein, dass sie schlafen kann; und dennoch für jeden Notfall ausreichend gekleidet. Ich finde ein Hauskleid aus hübschem Material viel hübscher als den Kimono. Stellen Sie sicher, dass es an den Schultern anliegt, und lassen Sie die Ärmel niemals locker fallen. Eine weiße Rüsche am Hals sieht sehr schick aus und passt immer. Das Korsett und alle engen Kleidungsstücke sollten entfernt werden, Strümpfe und Unterwäsche sollten anbehalten werden. Die Haare sollten einfach arrangiert werden, dürfen aber nicht in einem losen Zopf herunterhängen, es sei denn, Sie sind *ganz* sicher, dass Sie niemanden außer dem Patienten sehen werden, und selbst dann kann es unklug sein, da ein Haarzopf ärgerlicherweise abrutscht von seinem richtigen Platz (hinten hängend) und tauchen Sie ihn in alles ein, worüber Sie sich bücken. So gekleidet, mit Nachtschuhen zum Schutz der Füße, kann man sich auf eine Liege legen und sehr bequem schlafen, befreit von engen Kleidungsstücken und ist dennoch völlig vorzeigbar, egal was passiert. Sich regelmäßig auszuziehen, das durchscheinende, kurzärmlige Nachthemd mit tiefem Ausschnitt der heutigen Mode anzuziehen und zu Bett zu gehen, obwohl man sicher ist, dass man in der Nacht ein oder ein Dutzend Mal aufstehen muss, ist meines Erachtens kein gutes Urteilsvermögen . Sie stehen aus einem warmen Bett, und wenn Sie nur Schuhe und Strümpfe anziehen, muss Ihr Patient warten, während Sie dies tun. Wenn plötzlich etwas Ernstes passiert, laufen Sie entweder Gefahr, sich eine Erkältung zuzuziehen, weil Sie nicht ausreichend bekleidet sind, während Sie das tun, was getan werden muss, oder Ihr Patient muss warten, während Sie sich anziehen – beides ist schlimm.

Gehen Sie niemals mit Ihrem Patienten ins Bett. Für die meisten Menschen scheint dies eine völlig unnötige Warnung zu sein, aber es ist die häufigste Erfahrung einer erfolgreichen Krankenschwester, dass eine Frau, schwach und nervös, darum bittet und fast darauf besteht, dass sie sich zu ihr hinlegt oder mit ihr ins Bett geht. Ich wundere mich immer, dass eine kranke Frau nicht erkennen kann, dass sie keine angenehme Bettgenossin ist, aber das tut sie selten. Natürlich darfst du ihr nicht sagen, dass sie nicht zum Schlafen geeignet ist, aber du *kannst* sagen, dass sie das ganze Bett für sich allein haben muss und soll, und du wirst neben ihr sitzen und ihre Hand halten, oder wenn sie darauf besteht Dann kannst du dich mit angezogenem Hausmantel auf die *Außenseite* des Bettes legen und darauf achten, dass ihr viel Platz bleibt. Wenn sie schläft, steh ruhig auf und lege dich auf deine Liege, die so platziert werden sollte dass man jede ihrer Bewegungen sehen kann.

Lassen Sie die Patientin niemals denken, dass Sie Angst vor ihrer Krankheit haben; Wenn sie an Diphtherie leidet, sagen Sie ihr oder der Familie nicht, dass Sie einen empfindlichen Hals haben oder wund sind, und untersuchen Sie ihn nicht mit Hilfe eines Handglases, wo jeder Sie sehen kann. Gehen Sie nicht zu solchen Fällen, wenn Sie wirklich Angst davor haben. Wenn Sie jedoch hingehen und Grund zu der Annahme haben, dass Sie an der Krankheit erkrankt sind, teilen Sie dies so schnell wie möglich dem Arzt mit. Wenn er denkt, dass Sie krank sind, wird er Sie nach Hause schicken . Sagen Sie einem Patienten niemals, dass Sie einen schwachen Rücken oder eine Schwäche haben. Sagen Sie es dem Arzt und er wird dafür sorgen, dass Sie Ruhe bekommen oder Medikamente einnehmen, aber sagen Sie dem Patienten nichts davon. Gehen Sie niemals mit langem Gesicht durch ein Krankenzimmer; es genügt, dass der Kranke krank sein muss; Die Sympathien der Familie werden alle für sie geworben. Sie sind da , um Ihnen zu helfen und Trost zu spenden, nicht um Ihnen zusätzliche Angst zu bereiten. Natürlich gelten diese Bemerkungen nicht für diejenigen unter Ihnen, die von einem langen, anstrengenden Fall müde sind. Die Familie ist in solchen Fällen bereit und willens, Ihnen Ruhe zu gönnen. Behalten Sie Ihre fröhliche Art bei: Abgesehen von allen höheren Überlegungen ist es Geld in der Tasche, fröhlich auszusehen. Ich habe ein oder zwei gute, treue und gewissenhafte Krankenschwestern gekannt, die von Fall zu Fall entlassen wurden, nur weil sie „so traurig" aussahen. Es mag seltsam erscheinen, einem Lächeln einen kommerziellen Wert beizumessen, aber in Wirklichkeit läuft es fast darauf hinaus.

Achten Sie sehr darauf, dass Ihre Kleider perfekt passen, und waschen Sie sie gut, insbesondere dürfen sie nicht zu steif sein. In diesem Zusammenhang kann ich nichts Besseres tun, als einen Vorfall zu erzählen, von dem ich vor einiger Zeit gehört habe. Eine Krankenschwester ging, um sich um eine Patientin zu kümmern, deren erste Krankenschwester zu ihr nach Hause gerufen worden war, und sie war noch keine Stunde im Zimmer, als die Patientin sie anrief und ihre Hand nahm und sagte: „Meine Liebe, ich kann es dir nicht sagen." Wie dankbar bin ich, dass Ihr Kleid in der Taille nicht zu kurz ist. Das Kleid von Fräulein … war schrecklich!" Das war nur die Laune einer nervösen Frau, aber unser Erfolg als Krankenschwestern hängt in vielen Fällen von genau solchen Launen ab, also ist es gut, vorsichtig zu sein. Wenn es dem Patienten so gut geht, dass Sie zur Essenszeit an den Familientisch kommen können, tragen Sie unbedingt eine makellose Schürze und lassen Sie keine Gerüche aus dem Krankenzimmer auf sich aufmerksam machen. Für eine Krankenschwester sind weiche, trockene, warme und sympathische Hände wertvoller als das hübscheste Gesicht, das jemals unter einer Mütze zu sehen war. Seien Sie also vorsichtig mit ihnen. Halten Sie nach der Anwendung von Antiseptika immer Glycerin und Rosenwasser, Kaltcreme oder etwas Beruhigendes bereit. Legen Sie niemals eine kalte oder feuchte Hand auf einen Patienten. Wenn es kalt und trocken ist, kann es auf einen heißen, schmerzenden Kopf gelegt werden, aber niemals, wenn es am wenigsten feucht ist. Wenn die Hand immer feucht ist, gießen Sie ein wenig Alkohol oder Eau de Cologne, wenn Sie das bevorzugen, oder etwas Toilettenwasser darauf und legen Sie es dann auf den Kopf des Patienten, und schon ist alles in Ordnung. Eine einfache und sehr kalte Lotion besteht aus Alkohol und Wasser zu etwa gleichen Teilen und einem hinzugefügten Stück Eis. Halten Sie Ihre Hand einen Moment lang gedrückt und kämmen Sie dann vorsichtig mit den tropfenden Fingern die Haare des Patienten (die auf dem Kopf wachsen) und achten Sie dabei darauf, dass keine kalten Wassertropfen auf das Gesicht fallen. Das weicht ein wenig von meinem Thema ab, aber ich lasse es stehen und spreche über eine weitere Sache, an die man sich erinnern sollte. Legen Sie niemals eine warme Hand auf den Kopf eines Patienten oder eine kalte auf den Körper. Wenn Sie den Körper Ihres Patienten reiben müssen und Ihre Hand warm und feucht ist, schütteln Sie ein wenig Talkumpuder hinein oder verwenden Sie etwas Kaltcreme, Kakaobutter oder Lanolin, dann wird die Feuchtigkeit nicht wahrgenommen. Es kann auch Alkohol oder Lorbeerrum verwendet werden.

Manchen Krankenschwestern bereitet übermäßiges Schwitzen, vor allem unter den Armen, große Probleme, denn bei harter Arbeit wird das Kleid ziemlich nass. Die gewöhnlichen Schilde sind nicht sehr gut, da sie nicht saugfähig genug sind. Ein Stück Flanell, das auf die Innenseite des Schildes geheftet wird, ist hilfreich, da es saugfähig ist. Der Hilfsraum könnte mit einer Alaunlösung gebadet werden; Alkohol ist gut oder Alkohol mit Weißeichenrinde. Es gibt viele Präparate gegen dieses Problem, die meisten davon sind gut, einige jedoch teuer. In einer späteren Ausgabe des *Journal of Nursing* heißt es: „Nehmen Sie zwei Unzen Backpulver, mischen Sie es mit einer halben Unze Maisstärke und verwenden Sie es als Staubpulver, nachdem die Teile gründlich gereinigt und getrocknet wurden. Es wird überprüft Schweiß und entfernen jeden Geruchspartikel. Das ist sehr gelungen, allerdings hinterlässt es meiner Meinung nach einen leichten gelben Fleck auf einem weißen Kleid. Ein weiteres Heilmittel aus *dem Journal of Nursing* lautet: „Zinkoxid", das zweimal pro Woche nach dem nächtlichen

Baden auf die Achselhöhlen aufgetragen wird, vertreibt den Geruch. Wenn der Schweiß einen unangenehmen Geruch hat, sollten keine Mühen gescheut werden, um sich von einem gravierenden Nachteil für die Akzeptanz einer Krankenschwester zu befreien.

Achten Sie darauf, dass Sie sich keine kleinen, lästigen Angewohnheiten aneignen, wie z. B. häufiges Räuspern, Schnupfen usw. Es kann sein, dass Sie einen Katarrh haben, aber gehen Sie ruhig mit Ihrem Taschentuch um; Solche Geräusche sind sehr ekelhaft, und diese Gewohnheiten sind leider nicht selten und scheinen sehr schwer zu überwinden.

Ich nehme an, dass ich bessere Gelegenheiten habe, Geschichten über Krankenschwestern und ihre Taten, ob gut oder böse, zu hören, als manche. Ich höre sicherlich einige sehr merkwürdige Dinge. Das Außergewöhnlichste war die Geschichte einer Krankenschwester, die es sich immer zur Regel machte, wenn sie zum Haus eines Patienten ging, sofort festzulegen, dass ihre Stunden „außer Dienst" waren. Sie dachte, dass sie eine sehr kluge Sache tat und eine äußerst lobenswerte geschäftliche Vereinbarung traf. Ich brauche Ihnen nicht zu zeigen, welchen Mangel an Takt sie an den Tag legte und welche feindseligen Gefühle sie hervorrief.

Küssen Sie Ihren Patienten niemals und erlauben Sie sich niemals, Zuneigung zu zeigen, es sei denn, Sie sind sich ganz sicher, dass dies willkommen ist, und seien Sie auch dann vorsichtig. Ein Kuss zum „Auf Wiedersehen" beim Verlassen des Patienten reicht meist völlig aus, und viele Damen stoßen sich vor so etwas ab. Wenn Sie Ihrem Patienten gegenüber Zuneigung empfinden, können Sie dies durch Ihre ständige Fürsorge und Fürsorge zeigen. Fürchten Sie sich nicht davor, ein einsames, unterdrücktes Leben zu führen; Wenn Sie die Krankenschwestern sind , die Sie sein sollten, werden Sie die Zuneigung bekommen, die Sie sich wünschen, und oft mehr, als Sie zu tun wissen. Führen Sie niemals selbst Näh- oder Zierarbeiten durch, bis Sie sicher sind, dass Sie nichts für den Patienten tun können. Denken Sie daran, dass sie für Ihre Zeit bezahlt, und regeln Sie sich entsprechend.

Lesen Sie ihr vor, nähen Sie für sie, spielen Sie Karten mit ihr, aber amüsieren Sie sich nicht und ordnen Sie Ihre Garderobe nicht auf ihre Kosten. Wenn ich sage „für sie nähen", meine ich nicht, ihr Kleider anzufertigen, sondern die kleinen seltsamen Dinge zu tun, die Familienmütter immer tun und die nicht gemacht werden müssen, wenn sie krank ist, es sei denn, Sie tun sie. Schreiben Sie im Dienst keine Briefe und schreiben Sie vor allem nicht mit einem kratzigen Stift. Für einen nervösen Menschen ist das Geräusch eines kratzenden Stifts, der über das Papier fährt, quälend und kann sogar dann gehört werden, wenn man sich im Nebenzimmer befindet. Am besten eignet sich meiner Meinung nach ein Füllfederhalter. Stellen Sie sicher, dass es voll ist, bevor Sie zu Ihrem Fall gehen, und dass es drei oder vier Wochen lang keiner Aufmerksamkeit bedarf. Dieser Stift macht beim Schreiben keine Geräusche, Sie haben ihn immer griffbereit und wenn Sie Ihren Brief mal in Eile hinterlassen müssen, können Sie die Kappe auf den Stift stecken und ihn in Ihre Tasche stecken, ohne dass jemand in Gefahr gerät der Krankenschwester vorzuwerfen, dass sie eine offene Tintenflasche zurückgelassen hat, damit jemand sie umkippen kann.

Denken Sie abschließend daran (und ich denke, nach dem, was ich in den Tageszeitungen gelesen habe, besteht keine Gefahr, dass Sie das vergessen), dass Sie keine Hausangestellten sind, und während ich Sie im Notfall vor nichts zurückschrecken lassen würde, was getan werden muss, bin ich es glaube nicht, dass du etwas waschen solltest. Kochen müssen Sie sehr oft, aber die gewöhnliche Hausarbeit fällt Ihnen überhaupt nicht zu. Wenn Ihr Patient chronisch krank ist, möchte ich, dass Sie sich im Haus nützlich machen. Erledigen Sie die Einkäufe, bestellen Sie die Mahlzeiten, alles, was Ihrem Patienten zeigt, dass Sie daran interessiert sind, dafür zu sorgen, dass die Räder von Haushaltsmaschinen reibungsloser laufen.

Sie müssen Ihr ganzes Fingerspitzengefühl einsetzen; Sie werden nicht zwei Häuser finden, die genau gleich sind, oder zwei Patienten mit dem gleichen Geschmack. Eine „Dame" erledigt im Notfall viele Dinge, die sie normalerweise den Bediensteten überlässt. Das müssen Sie auch. Es gibt Krankheit, Ärger mit den Dienstboten, jedes häusliche Rad dreht sich mit Mühe, und wenn Sie Zeit haben, wenn Sie Ihre Patientin verlassen können, ohne ihr Schaden zuzufügen, können Sie vielleicht durch einen kleinen Dienst große Dankbarkeit von der Familie erlangen , und dazu beitragen, den Eindruck zu beseitigen, dass ausgebildete Krankenpfleger „so hilflos sind und so lange warten müssen".

Abschließend möchte ich Ihnen mit aller Ernsthaftigkeit, die mir möglich ist, sagen, dass auf jedem von Ihnen nicht nur der Ruf Ihrer Schule, sondern in gewissem Maße auch der Ruf Ihres Berufsstandes ruht. Niemandem muss gesagt werden, wie viel bekannter ein inkonsistenter Christ ist als ein gläubiger, wie viel Schaden man anrichtet und wie vergleichsweise wenig Gutes aus der Treue der anderen resultiert. Und bei euch Krankenpflegern ist es so: Eine nachlässige Krankenpflegerin hat einen viel größeren Ruf als eine sorgfältige.

Wenn ein Arzt ungeschickt oder prinzipienlos ist, wird nicht der gesamte Berufsstand bemängelt, sondern der Einzelne wird dafür verantwortlich gemacht und ein anderer gefunden, der es besser machen wird. In den meisten Fällen ist dies jedoch nicht der Fall, wenn sich eine Krankenschwester als unbefriedigend erweist. Der ganze Beruf leidet und jede Krankenschwester geht mehr oder weniger unter, wenn eine ihrer Schwesterschwestern eine Indiskretion begeht oder eines der tausend Dinge tut, die sie nicht tun sollte. Ich erinnere mich sehr gut daran, dass vor vielen Jahren eine etwa fünfunddreißigjährige Krankenschwester aus Brooklyn ihren Patienten, einen neunzehnjährigen Jungen, heiratete. Es sorgte für großes Aufsehen in der Stadt, und da ich zu dieser Zeit dort lebte und Leiter einer Ausbildungsschule war, musste ich meinen Teil des Unmuts tragen, der allen Krankenschwestern entgegengebracht wurde. Monatelang bemühte sich fast jeder, den ich traf, mir zu sagen, dass sie ihre kleinen Söhne von nun an aus den Fängen der entwerfenden Krankenschwester heraushalten würden, und ich bezweifle nicht, dass solche abfälligen Bemerkungen von jeder Krankenschwester in der Stadt ertragen wurden, und das stimmte auch gelinde gesagt, für keinen von uns angenehm.

Halten Sie Ihre Standards hoch. Lassen Sie sich und Ihre Arbeit nur vom Besten befriedigen. Halten Sie Ihren Geist gut informiert; Wenn es voller wissenschaftlicher Fakten, geschickter Methoden, guter Literatur oder schöner Bilder ist, wird darin kein Platz für die Erinnerung an all die unangenehmen Dinge sein, denen jeder bei seiner Arbeit begegnen muss, und wenn man sich nicht an sie erinnert , man kann anderen nichts davon erzählen.

Denken Sie schließlich daran (und das ist die Wurzel von allem), Ihr Herz im rechten Sinne zu halten – seien Sie immer dankbar, dass Sie dieser hohen Berufung nachgehen dürfen, und streben Sie immer danach, dieser würdiger zu werden, mit vielen Gebeten, die Ihr Leben und Ihr Leben begleiten Das Verhalten kann zeigen, was besser *gelebt* als gesagt wird, die Gnade und der Friede Gottes, die wahrlich das menschliche Verständnis übersteigen.

IV
DIE KRANKENSCHWESTER UND DIE FAMILIE, FREUNDE UND DIENER IHRES PATIENTEN

Versuchen Sie zu begreifen, dass die Familie sich freut, Sie zu sehen, wenn Sie in ein Haus gehen, in dem eine gefährliche Krankheit herrscht. Du bist gekommen, um ihnen zu helfen, bei ihnen zu bleiben und sie durch deine Anwesenheit, durch dein Wissen, durch deine Erfahrung zu trösten. Sie haben dich gebraucht, haben nach dir geschickt und sollen dich für deine Zeit bezahlen. Es herrscht eine allgemeine Erleichterung, wenn man erst einmal einigermaßen an seinem Platz am Bett sitzt, aber dennoch ein Fremder ist. Ihr Freund, der Arzt, hat ihnen erzählt, was für ein Schatz Sie sind. Mrs. This und Mr. That haben sie vielleicht wissen lassen, wie wertvoll Sie bei ihnen zu Hause waren; aber dennoch müssen sie dich ein wenig ansehen, sie müssen merken, ob du auf den Kranken einen angenehmen Eindruck machst, ob du hier genauso geschickt bist wie woanders, ob du mit Verachtung auf die schlichten Möbel blickst, oder wie sehr du willst Seien Sie unzufrieden, dass sich das Badezimmer am anderen Ende des Hauses befindet. Sie fühlen sich nicht gerade kritisch: Dafür sind sie zu müde oder zu ängstlich; Aber dennoch: Sofern nicht alle vom Zuschauen zu erschöpft sind, um etwas anderes zu tun, als dir dankenswerterweise alles zu überlassen, wirst du zunächst ziemlich gut betreut.

Sie müssen nach Spionage suchen; und es ist nur richtig, dass du dem ausgesetzt bist. Wenn *deine* Mutter sehr krank wäre und ein Fremder, der über Wissen und Kraft verfügt, die dir überlegen ist, kommen und sich um sie kümmern müsste, würdest du dann nicht das Gefühl haben, dass sie, obwohl du froh bist, sie zu sehen, deiner Mutter die Wohltat geben würde? von ihrem überlegenen Können, dennoch möchten Sie sie ein wenig betrachten, um zu bemerken, wann sie dies und das tat; Oder wenn sie etwas getan hat, das Sie nicht verstanden haben, könnten Sie dann davon absehen, sie zu fragen, warum sie es getan hat?

Seien Sie daher geduldig mit den Vorschlägen der Familie, denn obwohl Sie die Krankheit und den wahrscheinlichen Verlauf kennen, die Heilungschancen kennen, wissen, was im Notfall zu tun ist usw., kennen sie die Patientin in *ihrer* Gesamtheit Besonderheiten, ihre Vorlieben und Abneigungen, und wenn Sie weise sind , werden Sie viele kleine Hinweise von denen bekommen und behalten, die sich vor Ihrer Ankunft um sie gekümmert haben. Wenn sie Milch mag, wird sie dann auf Tee bestehen? Hält Kaffee sie wach? Hasst sie den Anblick von Brei oder Rindertee? Mag sie viel Zucker in ihren Getränken? All dies sind Kleinigkeiten des individuellen Geschmacks, die Sie für jeden Patienten herausfinden müssen, und wenn Sie über das nötige Fingerspitzengefühl und die nötige Voraussicht verfügen, brauchen Sie dem Patienten nie eine einzige Frage zu stellen; Normalerweise freuen sich die Freunde, wenn man sie in so kleinen Angelegenheiten zu Rate zieht, und erzählen Ihnen gerne alles, was Sie wissen möchten. Natürlich erzählen sie im Allgemeinen viel mehr, als Sie verlangt haben; Aber das macht nichts, es ist besser, fünf Minuten lang geduldig den ermüdenden Beschreibungen einer anderen Person zuzuhören, als sie abzustoßen und so viel Freundlichkeit von demjenigen zu verlieren, der mit einem sprechen wollte.

Sagen Sie es ihr nicht, wenn die Hobbykrankenschwester tatsächlich etwas falsch für die Patientin getan hat. Sie tat ihr Bestes; aber sagen Sie so freundlich wie möglich: „Ich denke, *das* würde unserem Patienten vielleicht mehr Komfort bieten" oder „Der Arzt ist der Meinung, dass diese oder jene Dinge jetzt nicht notwendig sind, und dass es besser wäre, dies so zu tun." Dann können Sie das tun, von dem Sie wissen, dass es richtig ist, ohne die Gefühle desjenigen zu verletzen, der Ihnen vorangegangen ist, und wenn Sie sich sorgfältig vortasten, haben Sie alles so, wie es sein sollte, und die Gefühle von niemandem werden verletzt, und nein man wird das Gefühl haben, dass Sie auf ihre Unwissenheit herabblicken; Und hier würde ich sagen, dass Sie ihn in Ihren kleinen vertraulichen Gesprächen mit dem Arzt bitten könnten, ein Wort an die Familie zu richten, wenn sie weiterhin das tun, von dem Sie wissen, dass es falsch ist. Bitten Sie ihn, Ihnen vor einigen von ihnen Befehle zu erteilen, und das wird *Sie* in einem Moment aufklären.

fast jedem klarkommen, und wenn Sie feststellen, dass es nicht möglich ist, sich mit der Familie anzufreunden, können Sie es dem Arzt sagen, und er wird Sie gehen lassen ; aber solche Orte sind sehr selten. Zeigen Sie allen, dass Sie sich voll und ganz für Ihren Patienten interessieren, und zögern Sie nicht, auch die kleine Freundlichkeit, die Ihnen in den Weg kommt, dem Rest der Familie zu erweisen, und Sie werden ohne Probleme alle Herzen gewinnen.

Wenn Sie sich ausruhen, hinterlassen Sie sorgfältig schriftliche Anweisungen für denjenigen, der Ihren Platz einnehmen soll, so wie Sie es auch tun, wenn Sie als Leiter einer Krankenstation Ihre Anweisungen ausgeschrieben hinterlassen, wenn Sie „außer Dienst" gehen ." Zeigen Sie ihr, wie sie die Krankenakte führt, und stellen Sie sicher, dass sie alles versteht, bevor Sie gehen.

Was die Besucher betrifft, so ist es oft schwierig, mit ihnen umzugehen, und auch hier ist die Hilfe der Familie erforderlich. Natürlich Es sind *keine* Besucher erlaubt, bis der Arzt die Erlaubnis erteilt. Bisher ist alles einfach, aber wenn sie aufgenommen werden, sollten Sie mit der Familie einen kleinen Plan schmieden. Sagen Sie ihnen, dass der Patient zu dieser Stunde gesehen werden darf. Vielleicht zwischen elf und zwölf, vielleicht zwischen zwei und drei, so wie Sie sie morgens oder nachmittags für heller halten. Fragen Sie sie, wer von den ersten und liebsten Freunden der ruhigste und diskreteste ist, und sagen Sie dann, dass es für den Rekonvaleszenten viel besser wäre, wenn sie freundlicherweise dafür sorgen würden, dass nur ein Besucher jeden Tag kommt. Die Freunde können das immer tun und haben nie Einwände. Sie sagen Mrs. Jones, sie solle am Montag um zwei Uhr kommen und nur fünfzehn Minuten bleiben. Am Dienstag kann Frau Smith kommen und so weiter, bis am Ende der Woche die Vereinbarung keinen Anlass mehr zu Kommentaren gibt, und bald, wenn alles gut geht und die Genesung ohne Unterbrechung verläuft, können Ihre Regeln und Ihre äußerste Sorgfalt *gelten* entspannt, je nach Lust und Laune des Patienten.

Beobachten Sie immer sorgfältig, ob ein Besucher Ihre Patientin ermüdet, und achten Sie darauf, dass sie nicht wiederkommt, bis der Kranke wieder bei Kräften ist. Ich denke, es ist besser, in einem Nebenzimmer zu sitzen, wenn der Patient Besuch hat. Dies gibt Ihnen die Möglichkeit, in den Raum zu kommen, wenn die Person lange genug geblieben ist, und im Allgemeinen sagt Ihr beim Betreten ganz deutlich, dass sie gehen soll, und sie geht, ohne dass Sie ein Wort sagen. Wenn nicht, müssen Sie ihr sagen, dass der Arzt sehr darauf achtet, die Patientin nicht zu viel reden zu lassen usw., und sie auf diese Weise rausholen. Achten Sie darauf, dass Sie sich nicht hinsetzen und lange reden, wenn der Besucher gegangen ist. Geben Sie der Patientin ein wenig Nahrung, drehen Sie ihre Kissen um, und wenn sie irgendwie müde erscheint, machen Sie es ihr für ein Nickerchen gemütlich und lassen Sie sie schlafen.

Was die Bediensteten anbelangt, erfordern sie eine ziemlich sorgfältige Behandlung. Bleiben Sie vor allem auf der rechten Seite des *Kochs* . Wenn Sie in die Küche gehen müssen, um etwas zu kochen, machen Sie kein *Chaos* , und wenn ja, rennen Sie nicht nach oben und lassen Sie es stehen. Sammeln Sie Ihre Utensilien, stellen Sie sie in die Spüle, lassen Sie das Wasser darüber laufen und bitten Sie um das Geschirrtuch. Und wenn Sie es freundlich machen, wird der Koch Ihnen wahrscheinlich sagen: „Niemals brauchen Sie diese Dinge", und Sie werden es dankenswerterweise tun gehorche ihr. Wenn Sie nach dem Kochen wirklich nicht aufhören können, alles aufzuräumen, können Sie sagen: „Es tut mir leid, dass Sie mit diesem Geschirr zusätzliche Arbeit machen müssen, aber ich muss mich beeilen, wieder nach oben zu gehen." Solch eine kleine Ansprache mit einem angenehmen Lächeln wird es Ihnen unter der Treppe leichter machen, und um der ganzen Reibung willen, die Sie dadurch ersparen, ist es die Mühe wert. Oft übernimmt die Köchin gerne das Kochen, wenn Sie ihr sagen, wie; Sagen Sie ihr unbedingt, ob es gegessen und genossen wird. und sagen Sie ihr niemals Bescheid, wenn es abgelehnt wird. Beseitigen Sie es oben durch irgendeine Erfindung und bestellen Sie das Gericht auf keinen Fall noch einmal. In vielen Fällen kennt die Köchin natürlich alle kleinen Gerichte, auf die der Kranke Lust hat, und Sie werden sehr wenig mit ihr zu tun haben. Solche Vorfälle kommen eher selten vor und sind sehr erfreulich, wenn sie auftreten.

Wenn viel zusätzlich gewaschen wird, müssen Sie gegenüber der Wäscherin möglicherweise viel Diplomatie an den Tag legen. und wenn das Waschen sehr ekelhaft ist, ist es gut, oben einen großen Eimer mit Deckel zu haben. Desinfizieren Sie die Kleidung gründlich, bevor Sie sie in die Wäsche geben, da die Gerüche oft widerlich sind und die Wäscherin, wie auch andere Bedienstete, normalerweise große Angst vor Kleidung aus einem Krankenbett hat. Tragen Sie die Kleidung so schnell wie möglich nach dem Herausnehmen aus dem Bett oder schicken Sie sie zur Wäsche. Erlauben Sie ihnen auf keinen Fall, im Raum zu bleiben.

Die Krankenschwester kann nicht vorsichtig genug sein, was die Menge an Kleidung betrifft, die sie in die Wäscherei schickt. Selbstverständlich sollte sie sich und den Patienten peinlich sauber halten; Sie muss jedoch bedenken, dass Privatfamilien nicht über einen unbegrenzten Vorrat an Handtüchern und Bettwäsche verfügen, und wenn sie in dieser Angelegenheit verschwenderisch vorgeht , wird dies ihrer Akzeptanz ernsthaft schaden.

Abschließend möchte ich Sie daran erinnern, dass alle diese Hinweise für Pflegekräfte gedacht sind, die von einem fremden Ort zum anderen reisen, wie Sie es bei Pflegefiebern oder kurzen chirurgischen Eingriffen tun würden. Pflegekräfte mit chronischen Fällen benötigen keine dieser Regeln. Sie verfallen in eine Routine, und wenn sie für längere Zeit in der Familie festgehalten werden, zeigt das, dass ihre Arbeit und Methoden für den Patienten und die Familie richtig sind. Aber sie sollen vorsichtig sein, wenn sie schließlich den Fall verlassen und sich unter Fremde begeben. Die Verhaltensweisen einer Familie sind nicht die Verhaltensweisen einer anderen, und sie müssen viel Diskretion walten lassen, um sich an die neue Umgebung anzupassen.

V
ALLGEMEINE HINWEISE ZU LEBENSMITTELN UND FÜTTERUNG

Präsentieren Sie einem Kranken immer alle Speisen so verlockend wie möglich. Benutzen Sie hübsches Porzellan und Glas, wenn Sie das dürfen, aber nicht das Allerbeste, was das Haus zu bieten hat; Das könnte den Patienten nervös machen, weil er befürchtet, dass ihm etwas Böses widerfährt. Absolut saubere Servietten und Tabletttücher, ein paar grüne Blätter auf dem Teller, eine Rose auf dem Tablett; Das Kotelett oder ein Stück Hühnchen, der Vogel oder das Stück Steak mit Petersilienzweigen, die kalten Dinge wirklich kalt und die heißen heiß, das sind *Notwendigkeiten* der Krankenernährung, die die Krankenschwester kennzeichnen, die ein angemessenes Verständnis für a hat Feinfühligkeit eines kranken Menschen. Halten Sie alle Teller, Tassen und Untertassen *heiß* , wenn sie für den Empfang von heißem Toast, Kaffee, Tee usw. bestimmt sind. Warmwasserplatten sind sehr praktisch und in jedem großen Porzellanladen leicht zu beschaffen ; Wenn sie jedoch nicht gefunden werden können, stellen Sie die heiße Platte mit dem Kotelett über eine Schüssel mit kochendem Wasser, bedecken Sie sie mit einer heißen Untertasse, falten Sie eine Serviette um die Ofenkartoffel und tragen Sie das Tablett mit dem Abendessen durch kalte Hallen und nach oben Treppen und es kommt *heiß* im Zimmer Ihres Patienten an . Achten Sie darauf, die Schüssel nicht so voll mit heißem Wasser zu füllen, dass etwas ausläuft. Füllen Sie niemals eine Tasse so voll, dass der Inhalt in die Untertasse überläuft, da sonst eine eklige *Sauerei entsteht*. Essen Sie alle Früchte *kalt,* insbesondere Orangen und Weintrauben. Schauen Sie sich immer eine Weintraube an und schneiden Sie die weichen ab, bevor Sie sie einem Patienten geben. Wenn Sie ausländische oder kalifornische Trauben haben, halten Sie diese einen Moment lang unter den Kaltwasserhahn und lassen Sie das Wasser durch die Traube laufen, dann wird der gesamte Korkstaub ausgewaschen.

sie das niemals sehen , es sei denn, Sie sind absolut sicher, dass Ihre Hände nicht mit Saft bedeckt werden. Waschen Sie Ihre Hände, bevor Sie es zum Verzehr mitbringen.

Rand zu füllen und einige Momente stehen zu lassen, damit das Fett aufsteigen kann Kippen Sie den Becher ganz leicht zur Seite, und das Fett wird bis zum letzten Atom über den Rand des Bechers fließen. Gießen Sie Ihre Brühe vorsichtig in eine saubere, heiße Tasse und servieren Sie sie. Rindfleischsaft ist mit etwas sehr braunem Toast schmackhafter.

Denken Sie daran, dass ein Invalider kaum süße Speisen mag. Was auch immer der Geschmack im Gesundheitszustand sein mag, im Krankheitsfall sind süße Dinge ekelerregend; Aus diesem Grund wird bei Konditoren gekauftes Eis oft abgelehnt. Salz muss auch mit Vorsicht verwendet werden, wenn Mund und Lippen empfindlich sind, was häufig der Fall ist. Verwenden Sie das Salz in allen Brühen usw. sparsam.

Wenn Ihr Patient keine Milch zu sich nehmen kann und der Arzt beispielsweise bei Typhus wünscht, dass die Ernährung ausschließlich oder zum größten Teil aus Milch besteht, versuchen Sie zunächst, den dicken, schlechten Geschmack zu beseitigen, indem Sie ihm etwas reines Wasser oder kohlensäurehaltiges Wasser geben Danach. Wenn das nicht reicht, mischen Sie das kohlensäurehaltige Wasser dazu und genießen Sie beides schön kalt. Wenn ein Glas Milch zu viel ist (und das kommt in neun von zehn Fällen vor, besonders wenn sie kalt ist), geben Sie ein halbes Glas; Wenn das immer noch zu viel ist, geben Sie ein viertel Glas hinzu oder fügen Sie mehr Wasser hinzu. Wiederholen Sie niemals eine Nahrungsdosis, wenn sie dem Patienten Übelkeit bereitet. Wenn Sie etwas an Quantität oder Qualität ändern, werden Sie, wenn Sie genau hinsehen, die richtigen Proportionen herausfinden.

Eine Person, die flach im Bett liegt, kann natürlich nicht aus einem Glas oder einer Tasse trinken, und ein Trinkbecher kann, wenn er zu viel ausgießt, leicht zum Ersticken führen. Am besten eignet sich ein gebogenes Glasrohr, durch das der Patient problemlos trinken und durch Saugen die Geschwindigkeit der Nahrungsaufnahme regulieren kann. Der Schlauch sollte unmittelbar nach jedem Gebrauch gereinigt werden. Wenn sich Fleischtee oder andere Lebensmittel nicht durch Durchlaufenlassen von Wasser entfernen lassen, führen Sie eine Schnur mit einem Knoten durch den Schlauch . Machen Sie den Knoten so groß, dass er alle Seiten des Schlauchs berührt, lassen Sie ihn gründlich nass, dann ist die Reinigung einfach und schnell erledigt. Wenn ein Patient lieber aus einem Glas trinkt und im Bett hochgezogen werden kann, legen Sie immer eine Serviette unter das Kinn, bevor Sie ihm das Getränk geben, und lassen Sie das Glas oder die Tasse auf keinen Fall mehr als halb voll sein, sonst ist das sicher der Fall verschütten.

Wenn Sie Medikamente verabreichen, die in irgendeiner Weise sehr bitter oder unangenehm schmecken, bringen Sie gleichzeitig *mit* dem Medikament etwas Wasser, Milch oder was auch immer Sie bevorzugen mit, um es danach einzunehmen. Auch eine Serviette zum Abwischen der Lippen, besonders wenn der Patient ein Mann ist.

Bewahren Sie Milch, Rindfleischtee usw. immer *abgedeckt* im Kühlschrank auf und sorgen Sie, wenn möglich, dafür, dass dieser täglich gereinigt wird. Aber das könnte den Koch verärgern, deshalb habe ich es nur als Vorschlag formuliert. Aber wenn der Kühlschrank stinkt *und* der Koch empfindlich zu sein scheint, sollte die Milch usw. besser oben auf einem geschützten Fenstersims aufbewahrt und sorgfältig abgedeckt werden.

Wenn Sie oben einen eigenen kleinen Kühlschrank haben, achten Sie darauf, dass dieser *jeden* Tag gereinigt wird. Bewahren Sie niemals etwas in Blecheimern auf; Verwenden Sie immer Schüsseln oder Krüge aus Ton oder Porzellan.

KRAFTBRÜHE.

Rindfleisch aus der Runde, fein gehackt und fettfrei. Proportionen: 1 Pfund Rindfleisch auf 1 Pint Wasser, kalt. Lassen Sie das Rindfleisch zwei Stunden lang unter gelegentlichem Rühren im Wasser einweichen. dann auf den Herd stellen und erhitzen, bis die rote Farbe verschwindet; Kochen Sie es niemals. Alles Fett abschöpfen, mit Salz abschmecken.

RINDSÄFT.

Rundes Steak, 2,5 cm dick geschnitten; Wie ein Beefsteak für den Tisch leicht anbraten, in 2,5 cm große Quadrate schneiden, mit einer Zitronenpresse auspressen, sorgfältig abschöpfen und salzen. Entweder sehr kalt servieren oder die Tasse mit dem Saft in eine Schüssel mit kochendem Wasser stellen, vorsichtig umrühren und servieren, sobald der Saft warm ist. Wenn es einen Moment zu lange stehen bleibt, verdirbt es, da es gerinnt. Ein Pfund Rindfleisch ergibt eine Kaffeetasse nach dem Abendessen, die fast voller Saft ist.

RINDERTEE IN DER FLASCHE.

Geben Sie ein Pfund gehacktes Rindfleisch wie bei gewöhnlichem Rindfleischtee in ein fest verschlossenes Einmachglas. Geben Sie dies in einen Wasserkocher mit kaltem Wasser, auf dessen Boden sich eine Untertasse befindet, lassen Sie es langsam zum Kochen kommen und kochen Sie es eine Stunde lang. Aus der Flasche nehmen und das Rindfleisch auspressen.

Ausgeschabtes Rindfleisch.

Nehmen Sie ein Stück mageres rundes Steak und schaben Sie es mit der Kante eines Löffels ab, bis an der abgekratzten Stelle kein Fleisch mehr auf der Oberfläche ist, sondern nur noch die weißen Fasern . Schneiden Sie diese mit einem scharfen Messer ab und legen Sie wieder eine frische Oberfläche frei. Würzen Sie es und streichen Sie es roh auf Brot und Butter oder formen Sie es zu kleinen Küchlein und braten Sie es leicht an, je nach Anweisung des Arztes oder dem Geschmack Ihres Patienten.

Hammelfleischbrühe.

Hammel vom Hals. Proportionen: 1 Pfund Hammelfleisch auf 1 Liter Wasser, stellen Sie das Hammelfleisch und das Wasser (kalt) auf die Rückseite des Herdes, lassen Sie es langsam zum Kochen kommen und kochen Sie, bis das Fleisch bereit ist, von den Knochen zu fallen. Nachdem Sie das gesamte Fleisch usw. abgesiebt haben, fügen Sie einen Esslöffel Reis oder Gerste hinzu. Nach der Zugabe von Reis oder Gerste eine halbe Stunde köcheln lassen.

Muschelbrühe. NEIN. 1.

Nehmen Sie 1 qt. Muscheln. Den Saft abseihen und die Muscheln fein hacken, wieder in den Saft geben und eine Stunde köcheln lassen. Setzen Sie so viel Milch wie Saft auf, um sie zu verbrühen. Die Muscheln abseihen, mit etwas Maisstärke andicken, sodass sie etwa so dick wie Sahne sind, den Saft in eine Schüssel geben und die Milch dazugeben.

Muschelbrühe. NEIN. 2.

Wie oben, nur den harten Teil der Muscheln abschneiden, den weichen Teil hacken und in der Brühe belassen. Für Rekonvaleszenten.

Muschelbrühe. NEIN. 3.

Nehmen Sie die kleinen Halsmuscheln ungeöffnet und waschen Sie sie gründlich mit einer Bürste. Legen Sie sie in eine saubere, trockene Pfanne auf den Herd. Wenn sich die Schalen öffnen, nehmen Sie sie ab, entfernen Sie die Muscheln und gießen Sie den Saft in eine Tasse. Heiß servieren. Wenn es zu stark ist, fügen Sie etwas kochendes Wasser hinzu. Dies ist für sehr kranke Menschen; Geben Sie jeweils nur einen Teelöffel voll. Es behebt manchmal Übelkeit.

HÜHNERSUPPE.

Ein nicht zu junges Geflügel, in Stücke geschnitten, 1 qt. Wasser auf 1 Pfund Geflügel. Legen Sie es in kaltes Wasser auf den Herd, lassen Sie es langsam erhitzen, kochen Sie es dann sanft, bis das Fleisch bereit ist, sich von den Knochen zu lösen, abseihen, abschöpfen und Reis hinzufügen, noch einmal eine halbe Stunde kochen lassen. Salz nach Geschmack. Mit Toast oder heißen Crackern servieren.

Austernbrühe.

Gleiche Mengen Saft und Milch in getrennten Gefäßen auf den Herd stellen; Sobald der Saft kocht, den Saft abschöpfen und leicht eindicken, die kochend heiße Milch dazugießen, die Austern nach und nach dazugeben und etwa fünf Minuten auf dem Herd stehen lassen, oder bis sich die Bärte zu kräuseln beginnen und nicht mehr sind rutschig. Mit sehr heiß erhitzten Crackern servieren.

Austern gegrillt.

Trocknen Sie die Austern, am besten große, in einem Handtuch, legen Sie ein leicht gebuttertes Stück Toast auf eine heiße Platte und gießen Sie etwas heißen Austernsaft darüber, aber nicht so viel, dass das Toast durchnässt wird. Die Austern auf einem feinen, mit Butter bestrichenen Grill anrichten und über einem kräftigen Feuer wie ein Steak garen, bis sich die Bärte kräuseln. Drehen Sie sie oft um. Es dauert etwa fünf Minuten. Auf dem Toast anrichten, etwas Salz und ganz wenig Butter hinzufügen und sehr heiß servieren.

GEBRATENES HUHN.

Das Huhn muss jung und am Rücken gespalten sein. Auf den Rost legen und gleichmäßig grillen, dabei häufig wenden. Auf einem Stück gebuttertem Toast servieren, das Hähnchen salzen und leicht mit Butter bestreichen. Etwas Petersilie garniert das Gericht hübsch.

Alle zu grillenden Vögel sollten auf der Rückseite aufgeschlitzt und gleichmäßig gegrillt, auf dünnen Toast gelegt und heiß serviert werden.

RINDERSTEAK.

Das Steak muss 3/4 Zoll dick geschnitten und gleichmäßig gegrillt sein, sofern nicht ausdrücklich etwas anderes verlangt wird. Achten Sie darauf, es nicht zu rauchen; Das ins Feuer fallende Fett kann auf diese Weise zu Problemen führen.

Haferflockenbrei.

Nehmen Sie zwei große, eiserne Esslöffel Haferflocken, frisch zum Frühstück gekocht, fügen Sie unter ständigem Rühren eine Tasse kochendes Wasser hinzu und fügen Sie dann die gleiche Menge Milch hinzu. Alles zehn Minuten kochen lassen und durch ein feines Drahtsieb passieren. Wenn Sie keine gekochten Haferflocken haben , geben Sie eine halbe Tasse rohe Haferflocken in einen Wasserbad mit zwei Tassen kochendem Wasser und kochen Sie es zwei Stunden lang. Gehen Sie dann wie oben beschrieben vor. Es macht den Brei reichhaltiger, wenn man Vollmilch oder 1 1/2 Tassen Milch und 1 Tasse Sahne hinzufügt. Vergessen Sie auf keinen Fall das Salz. Geben Sie niemals Zucker hinein, es sei denn, der Patient fordert es dazu.

KOUMYSS.

Ein Drittel Presshefe (Fleischmann's) in etwas warmem Wasser (nicht heiß) auflösen. Nehmen Sie einen Liter Milch frisch von der Kuh oder auf Bluttemperatur erwärmt, fügen Sie einen Esslöffel Zucker und die aufgelöste Hefe hinzu. Geben Sie die Mischung in Bierflaschen mit Patentstopfen, füllen Sie sie bis zum Hals und verkorken Sie sie, lassen Sie sie zwölf Stunden lang bei einer Temperatur von etwa 68 oder 70 Grad stehen und stellen Sie die Flaschen dann umgedreht auf Eis.

MILCHPUNCH.

Ein Glas Milch, 1 oder 2 Esslöffel Brandy, 2 Teelöffel Zucker.

Gut schütteln oder mit einem Schneebesen schlagen. Erkältung geben. Lassen Sie den Patienten langsam vorgehen.

EIERLIKÖR.

Ein Ei, ein halbes Glas Milch, 2 Teelöffel Zucker, 2 Teelöffel Sherry oder Brandy, Eis. Das Eigelb in einem Glas verquirlen, den Zucker dazugeben und verrühren, dann etwas Milch, weiterschlagen, dann vier oder fünf Eisstücke, etwa so groß wie eine Hickorynuss; Fügen Sie Brandy hinzu – regulieren Sie es nach dem Geschmack Ihres Patienten – fügen Sie den Rest der Milch hinzu; Schlagen Sie das Eiweiß auf und fügen Sie alles bis auf einen Teelöffel hinzu, mit dem Sie die Oberseite garnieren. Es sollte ein randvoll gefülltes Glas ergeben. Halten Sie einen Löffel bereit, mit dem Sie es essen können.

EIER-LIMONADE.

Ein Ei, eine halbe Zitrone, 2 Teelöffel Zucker, Eiweiß und Eigelb getrennt wie für Eierlikör schlagen ; Den Zucker zum Eigelb geben, dann den Zitronensaft, dann das Eis und zum Schluss das Eiweiß zu einem steifen Schaum verrühren.

WEINMOLKE.

Ein Pint kochende Milch, ein halber Pint Sherry; Sherry brühend heiß in die Milch geben; Einen Moment rühren, bis sich der Quark sammelt; Durch ein feines Musselinsieb abseihen, süßen. Kalt einzunehmen. Es erfordert ein wenig Übung, den Quark richtig zu sammeln.

POCHIERTE EIER.

Die beste Art, für einen Kranken zu kochen. Geben Sie das zuvor in einer Untertasse aufgeschlagene Ei (je frischer das Ei, desto besser) vorsichtig in kochendes Salzwasser in einer Bratpfanne, stellen Sie die Pfanne dann sofort an die Seite des Herdes, damit das Wasser nicht kocht, und bewahren Sie es auf es dort für etwa fünf Minuten. Lassen Sie das Wasser etwa fünf Zentimeter tief in der eisernen Bratpfanne stehen. Jedes Ei muss einzeln aufgeschlagen und vorsichtig ins Wasser gegeben werden. Wenn das Eiweiß so gegart ist, dass es fest, aber geleeartig ist und kein Teil roh oder hart ist, nehmen Sie es mit einer Schaumkelle heraus, legen Sie es auf ein Stück dünnes, mit Butter bestrichenes Toastbrot, streuen Sie etwas Salz und Pfeffer darüber und servieren Sie es sofort. Mit Petersilie garnieren.

RÜHREI.

Zwei Eier verrühren, bis alles gut vermischt ist, zwei Esslöffel Milch hinzufügen, salzen und pfeffern. In eine sehr heiße, mit Butter bestrichene Pfanne geben und etwa zwei Minuten lang ständig umrühren. Über den mit Butter bestrichenen Toast gießen.

Geraffte Eier.

Erhitzen Sie den Raffbecher sehr heiß. Geben Sie ein erbsengroßes Stück Butter hinein. Schütteln Sie es und schlagen Sie das Ei hinein. Lassen Sie es einige Augenblicke auf dem Herd stehen und servieren Sie es im Raffbecher. Streuen Sie Salz und Pfeffer darüber.

OMELETTE.

Zwei Eier, Eiweiß und Eigelb getrennt steif schlagen, zwei Esslöffel Milch und etwas Salz hinzufügen. Vorsichtig in eine kleine Bratpfanne gießen, *heiß* und mit Butter bestrichen. Sobald das Ei *fest ist*, schieben Sie ein Messer unter eine Seite und falten Sie eine Seite über die andere. Ein Stück Toast auflegen und sofort servieren. Ein wenig fein gehackter Schinken oder Petersilie würzt es sehr gut.

LAB.

Ein halbes Liter Milch leicht erwärmt, gesüßt und aromatisiert, einen großen Teelöffel flüssiges Lab hinzufügen. Kurz umrühren und in den Kühlschrank stellen. Mit Zucker und Sahne verzehren.

Gekochter Vanillepudding.

Ein halbes Liter Milch und 2 Eier. Die Eier verquirlen, die fast bis zum Siedepunkt erhitzte Milch dazugeben. 2 Esslöffel Zucker einrühren. Zurück in den Wasserbad stellen und etwa 3 Minuten kochen lassen, dabei ständig leicht umrühren. Wenn es fertig ist, wird es ungefähr so dick wie Sahne sein. Achten Sie darauf, dass es nicht zu lange kocht, da es sich sonst „trennt" und verdirbt.

Gebackener Pudding.

Dieselben Zutaten und Proportionen wie für gekochten Vanillepudding, nur die Milch kalt lassen. In Puddingbecher füllen. Stellen Sie diese in eine Fettpfanne, die zur Hälfte mit warmem Wasser gefüllt ist, und backen Sie sie in einem ziemlich heißen Ofen. Gut beobachten, 15 Minuten backen.

DÜNNES BROT UND BUTTER.

Nehmen Sie sich ein gutes selbstgebackenes Brot vom Vortag, schneiden Sie die Kruste ab, bestreichen Sie dann das Brot mit Butter und schneiden Sie die Scheibe auf diese Weise ab, zuerst mit Butter bestreichen und dann

schneiden. Die Scheibe kann *sehr dünn und zierlich* gemacht werden , und je
dünner sie ist, desto besser. Ein Patient wird dies manchmal genießen, wenn
er genug von Toast oder Crackern aller Art hat.

VI
DER KRANKENSCHWESTER IM ZUSAMMENHANG MIT IHRER EIGENEN AUSBILDUNGSSCHULE UND IHREN KRANKENPFLEGEKollegEN

Bleiben Sie Ihrer Schule und Ihrem Krankenhaus stets treu. Es war vielleicht nicht in jeder Hinsicht perfekt; Aber es ist nicht notwendig, Fremden von seinen Unzulänglichkeiten zu erzählen: Wahrscheinlich sind sich die Verantwortlichen seiner Mängel genauso bewusst wie Sie, und vielleicht arbeiten sie härter als Sie, um das Unrecht zu korrigieren; Auf jeden Fall nützt es nichts, anderen von den Dingen zu erzählen, die Sie missbilligt haben. Es kann in der Tat sein, dass Ihre Kritik einseitig und unfair ist, dass genau die Regeln, die Sie hassten und die Sie nur schwer einhalten konnten, die klügsten sind, und wenn Sie Fremden zeigen, dass Sie diese klugen Vorschriften missbilligen, werden sie sich eine Meinung bilden Ihrer Intelligenz wird Ihnen sicherlich nicht schmeicheln.

Wenn Sie bei Ihrer Arbeit andere Krankenpfleger treffen, was Ihnen sicher passieren wird, und wenn Sie Ihre Schule mit der Schule vergleichen, aus der die andere Krankenpfleger stammte, versuchen Sie sich darüber im Klaren zu sein, dass die andere Schule weder ganz über noch ganz unter der Ihren liegt; Jedes hat wahrscheinlich seine eigenen Vorzüge und seine eigenen Nachteile. Sie sollten der anderen Krankenschwester die Mängel Ihrer eigenen Schule nicht früher mitteilen, als Sie es jedem anderen Fremden mitteilen würden. Sei überall dem Ort treu, wo du für deine Arbeit geeignet warst.

Erzählen Sie Ihren Patienten niemals abscheuliche Krankenhausgeschichten. Manche Menschen haben den krankhaftesten Wunsch, schreckliche Details zu hören. Ich erinnere mich an eine Patientin von mir, die mich vor Jahren in gutem Glauben bat, ihr das Schrecklichste zu erzählen, was ich in meiner gesamten Krankenhauserfahrung je gesehen hatte. Ich fragte sie, warum sie solche Dinge hören wollte, und nach einigem Nachdenken gab sie zu, dass es sich um eine dumme, krankhafte Neugier handelte. Es ist am besten, die schreckliche Seite völlig außer Sichtweite zu halten; Es gibt immer viele helle, interessante und angenehme Dinge. Erzähl davon. Erzählen Sie von den schlauen kleinen Babys auf der Liegestation, den absurden kleinen Schwarzen, den dicken kleinen deutschen und schwedischen Babys. Erzählen Sie von den mürrischen, betrunkenen Männern, die kommen, und wie eine Woche Sauberkeit im Bett, mit einem gebrochenen Bein oder vielleicht einem gebrochenen Schädel, sie in ruhige, höfliche, angenehme Patienten verwandeln wird; und wie sie später einmal das Geschirr spülen werden, mit einer Fügsamkeit, die ihre Frauen vor Staunen dumm machen würde. All diese Dinge (und je mehr Sie versuchen, darüber nachzudenken, desto mehr werden Sie sich erinnern können) werden Ihren Patienten amüsieren und wirklich erbauen, für viele von ihnen ist ein Krankenhaus nur ein Ort des Schreckens.

Klatschen Sie niemals über Ihre Schwesterschwestern; von der Dummheit des einen, der Unordentlichkeit des anderen oder der Überheblichkeit des dritten. Es kann nichts Gutes bewirken und erniedrigt Sie in der Wertschätzung aller, die Sie reden hören.

Was Ihre gegenseitigen Pflichten angeht, möchte ich, dass Sie auch draußen immer die gleiche peinliche Etikette einhalten wie im Krankenhaus. Wenn Sie gerufen werden, um einer anderen Krankenschwester zu helfen, denken Sie daran, dass *sie* die Oberschwester ist; Der Fall gehört ihr. Sie gibt Anweisungen und Sie befolgen sie; Stellen Sie sicher, dass Sie es gewissenhaft tun. Wenn Sie jemanden haben, der *Ihnen* hilft , stellen Sie sicher, dass Sie dafür sorgen, dass sie sich ausruht und sich bewegt, und dass Sie intelligent geschriebene Anweisungen hinterlassen, wenn Sie sich selbst ausruhen.

Wenn es zwei Krankenschwestern gibt, können einige sehr unangenehme Komplikationen auftreten, und das Schlimmste ist meiner Meinung nach, dass der Patient und die Familie die zweite Krankenschwester mehr mögen als die erste und sie kritisieren und bei der anderen Krankenschwester Kritik an ihr üben . Das ist rundherum hart. Die zweite Krankenschwester erwartet, dass die erste bevorzugt wird, und geht aus genau diesem Grund normalerweise nicht gerne zu einem solchen Fall. Aber wenn einer von Ihnen denkt, dass Sie unter solchen Umständen bevorzugt werden, lassen Sie niemals zu, dass die Leute Ihnen die Fehler der anderen Krankenschwester erzählen, und klatschen Sie niemals über sie. Sie passt vielleicht nicht zu ihnen, aber sie tut wahrscheinlich ihr Bestes, und solch leeres Gerede kann nichts nützen. Wenn sie reden *wollen* , entschuldigen Sie sie so gut es geht, und lassen Sie sie niemals aufgrund Ihrer Handlungen vermuten, dass Sie ihr vorgezogen werden. Wenn Sie andererseits die erste Krankenschwester sind und eine zweite hinzugezogen und vor Ihnen bevorzugt wird, studieren Sie sie gut. Sehen Sie, wie es ihr gelingt, das Vertrauen des Patienten zu gewinnen, obwohl Sie es nicht geschafft haben. Versuchen Sie auf ruhige Weise herauszufinden, worin ihr Charme liegt. Ob es um Ruhe, Genauigkeit, Fröhlichkeit oder Taktbereitschaft geht – es muss etwas sein – und wenn Sie klug sind , müssen Sie sehen, wie es dazu kommt, dass sie bevorzugt wird. Es wird eine gute Lektion für Sie sein. Vielleicht werden Sie nie wieder die Gelegenheit haben, zu lernen, was Sie durch fehlende Erfahrung herausgefunden haben. Verschwenden Sie also Ihre Zeit nicht damit, eifersüchtig zu sein, sondern nutzen Sie sie als Zeit des Lernens, und Sie können eine reiche Belohnung ernten, indem Sie das Vertrauen Ihres nächsten Patienten gewinnen.

VII
Warum beschweren sich Pflegekräfte?

Dem vorherrschenden Ton in den Gesprächen der Pflegekräfte nach zu urteilen, scheint es einigen von uns, dass dies ein wahres Zeitalter der Unzufriedenheit ist. Wir hören, dass das Leben einer Krankenschwester einengend ist; dass es auf die Nerven geht; es hält einen davon ab, die Gesellschaft zu genießen; es ist nicht ausreichend entlohnt usw. usw. Wir alle wissen, ohne auf weitere Einzelheiten einzugehen, worüber sich eine Krankenschwester beschweren könnte, und obwohl die Leidensgeschichte eines jeden vollkommen wahr sein mag, scheint es mir, dass wir nicht klug sind Krankenschwestern, damit die Prüfungen unseres Berufslebens einen so wichtigen Platz in unseren Gedanken einnehmen.

Werfen wir einen Blick auf einige der anderen Berufe und sehen wir, wie die Angehörigen dieser Berufe ihre gewählte Arbeit bewerten. Was ist das vorherrschende Thema der religiösen Zeitungen? Sind es Beschwerden der Minister, dass sie nicht geschätzt werden oder dass ihr Leben ihnen auf die Nerven geht? Sicher nicht, aber wir lesen, dass immer mehr Arbeit erledigt werden muss; Das Evangelium muss immer mehr gepredigt und gelebt werden, damit alle davon angezogen werden. Was lesen wir in den medizinischen Fachzeitschriften? Nicht wie oft Dr. Jones oder Dr. Smith nachts angerufen wurden oder wie oft sie von undankbaren Patienten entlassen oder verleumdet wurden; Sie reden auch nicht über solche Dinge. Beschweren sie sich darüber, dass sie von der Präsenz der „Gesellschaft" ferngehalten werden? Nicht so, und warum? Ihr Enthusiasmus ist so groß, dass diese Dinge als Teil des Unvermeidlichen akzeptiert werden und das höhere, edlere Ziel so real ist, dass die niedrigere und gemeinere Betrachtung des persönlichen Komforts in der Bedeutungslosigkeit versinkt. Was ist die Lieblingsgeschichte des Soldaten? Nicht, dass er während des ganzen Krieges seinen Kaffee ohne Sahne trinken musste, dass er keine Laken auf seinem Bett hatte und dass er von einem Blechteller aß. Würde er jemals über solche Dinge sprechen, außer um zu zeigen, dass ein Mann für ein edles Ziel Unannehmlichkeiten akzeptieren und darüber lachen kann? Dennoch war der Soldat wahrscheinlich sein ganzes Leben lang an diese und viele weitere Annehmlichkeiten in seinem Zuhause gewöhnt; Aber im Lichte seiner Begeisterung für das Land, das er zu retten versucht, und neben seiner Gefahr betrachtet, verschwinden solche Unannehmlichkeiten in ihrer verdienten Nichtigkeit.

Nun wird uns gesagt, dass der Beruf, den wir eingeschlagen haben, ein edler Beruf ist. Wir wurden auf die Seite der Ärzte gestellt, wir wurden mit Soldaten verglichen, uns wurde versichert, dass unsere Möglichkeiten, den Seelen

Gutes zu tun, nur denen der Minister überlegen sind. Was wollen wir mehr? Wir wollen das, und wir wollen es sehr. Wir wollen den Mut haben, unsere Prüfungen anzunehmen, die uns bevorstehen, wenn wir Ruhm erlangen wollen. Es ist völlig in Ordnung, als dienender Engel bezeichnet zu werden, aber es ist angenehmer, denjenigen zu dienen, die dankbar sind. Wir *können* im Notfall heldenhaft sein, aber wenn uns nicht gebührend gedankt wird, knurren wir gerne ein wenig. Es befriedigt unsere Eitelkeit, auf einer Stufe mit unseren männlichen Gefährten zu stehen, aber wenn es um die harten, undankbaren Aufgaben geht, die sie ohne Murren annehmen, dann zeigen wir, dass wir wissen, was was ist, und dass unser verfeinerter Geschmack es nicht sein kann so rücksichtslos behandelt.

Das Problem mit diesen genervten Krankenschwestern ist, dass sie Krankenschwestern *sind*. Wenn sie mit dem von ihnen gewählten Beruf nicht zufrieden sind, warum wechseln sie dann nicht einen anderen? Wissen sie nicht, wenn sie mit der Arbeit beginnen, dass sie schwer ist, hören sie nicht überall, dass sie anspruchsvoll und einengend ist? Sie wussten es genau, bevor sie anfingen, warum beschweren sie sich dann? Warum nicht offen sagen: „Ich kann mich nicht so sehr für meine Mitmenschen begeistern, dass ich mich selbst vergessen kann" und dann etwas tun, das einfacher ist?

Der Leiter der Ausbildungsschule zeigt jedem neuen Anwärter auf den Pflegeberuf, dass das Leben nicht einfach ist und dass Geduld eine der wichtigsten Eigenschaften für die Pflege ist. Sie erzählt ihr von den Prüfungen, den Irritationen, der Unvernunft, der Ermüdung kranker Menschen, und dennoch kommen Frauen in die Schule, vergessen die Warnungen und beschweren sich, wenn sich ein ärgerlicher Vorfall ereignet. Wenn eine Krankenschwester aufgrund von Überarbeitung und der daraus resultierenden Schwächung ihrer nervösen Energie die Geduld verloren hat, wird sie eine weise Frau sein, wenn sie ihre Tätigkeit als Krankenschwester für ein Jahr oder länger aufgibt; Das wird ihr wahrscheinlich helfen, sich zu beschweren wird ihr nie helfen.

Haben Sie das Gefühl, dass Ihr Patient verärgert oder unvernünftig ist? Das ist höchstwahrscheinlich und in neun von zehn Fällen zu erwarten. Versetzen Sie sich für eine Weile in die Lage Ihres Patienten; Versuchen Sie zu erkennen, was es heißt, einen ständigen und widerwärtigen Schmerz zu haben; es jede Minute der vierundzwanzig Stunden zu haben; Versuchen Sie sich die Erschöpfung einer Atmung von vierzig Jahren vorzustellen; der Schmerz und die Unruhe eines Fiebers von 103 Grad; die Qual der Sehnsucht, eine Position zu ändern, wenn dies nicht möglich ist; die Verzweiflung über die von Tag zu Tag geringer werdende Hoffnung auf Genesung oder die Erkenntnis absoluter Schwäche, die mit der frühen Genesung einhergeht; Versuchen Sie sich vorzustellen, dass Sie einige dieser Krankheiten mit durch die Krankheit geschwächten Nerven und Gehirn ertragen, und Sie werden sich nicht wundern, dass Ihr Patient gereizt ist, dass er die Minuten Ihrer Abwesenheit für „Stunden" hält und dass die Unebenheiten des Bettes „hart" sind „Klumpen", dass das Essen „Flut" ist und dass die Medizin „nicht gut" ist. Denken Sie daran, dass er ein Gefangener ist und einen grausamen Gefängniswärter hat; Sein Bett ist sein Gefängnis, seine Krankheit ist sein Gefängniswärter, und er erleidet alle Qualen, die ihm sein Gefängniswärter zufügt. Nun sind Gefangene in der Regel keine glückliche Klasse von Männern; Also ertrage deinen Gefangenen und hilf ihm. Sich über seine Mängel zu beschweren, wird sie niemals mindern. Er ist krank. Oh! das Pathos dieses kurzen Satzes: „Er ist krank"; das sagt alles. Dir geht es gut, oder du solltest es sein; Darum habe Geduld mit ihm.

Sie haben sich für einen schwierigen Beruf entschieden, aber uns wird gesagt, dass dies der edelste Beruf ist, dem eine Frau nachgehen kann. Warum ist es edel? Gerade weil es schwer ist, und die Härte besteht darin, dass man sich selbst vergisst und seine Kraft anderen gibt. Es gibt viele harte Leben, die nicht im Geringsten edel sind, aber es gibt kein edles Leben, das nicht hart ist. Ich nehme an, ein Bergarbeiter hat ein hartes Leben, aber niemand nennt es ein edles Leben; Warum? Weil er nur für seinen Lohn arbeitet und sich beschwert und „streikt", wenn ihm sein Lohn und seine Arbeitszeiten nicht passen; sondern ein Arzt, der von Haus zu Haus geht und allen Entmutigungen zum Trotz Freude und Hoffnung mitbringt; Ein Stadtmissionar, der zu den Erniedrigten und Unwissenden geht und aus eigener Kraft seinen Mitmenschen zu einem besseren Leben und zur Erkenntnis Gottes verhilft – das sind edle Leben. Sie sehen sicher den Unterschied, und Sie werden mir nicht widersprechen, wenn ich Ihnen versichere, dass der Arzt und der Missionar, auch wenn sie mit sich selbst oder ihrer Arbeitsweise nicht zufrieden sind, glückliche Menschen sind, glücklich, weil sie leben außerhalb ihrer selbst. Der Bergmann, der mit seinem Lohn nicht zufrieden ist, ist unglücklich, weil er selbst und seine Bedürfnisse so groß vor ihm aufragen, dass alles andere ausgeschlossen ist. Weil man eine schwierige Aufgabe annimmt und sie gut erledigt, wird den Pflegekräften so viel Lob zuteil. Wenn Sie eine schwierige Aufgabe übernehmen und sich die ganze Zeit über darüber ärgern, wenn Sie Ihren Mitgeschöpfen etwas Gutes tun wollen und sich darüber beschweren, dass es Ihnen an Trost , Wertschätzung oder Dankbarkeit mangelt, wohin geht dann der Adel? Wo ist der Heldentum? Wenn die Aufgabe leicht, angenehm und erfreulich ist, stirbt die Idee des Heldentums, des Adels, aller hohen Ansprüche sofort ab. Hat jemals jemand ein großartiges Werk vollbracht und es dabei leicht gehabt? Hatte Florence Nightingale bei ihrer großartigen Arbeit alle Annehmlichkeiten des Lebens? War es nicht ihre unbezwingbare Beharrlichkeit, ihre große Geduld und ihre Begeisterung für andere, dass sie sich einen so ehrenvollen Platz erkämpfte? Sie wissen schon fast, bevor ich es sage, dass es kein hohes Ziel und keinen Enthusiasmus geben kann, wenn keine Schwierigkeiten zu überwinden sind, und Sie alle wissen, dass das Klagen über kranke Menschen ihre Eigenschaften niemals verändern wird, und dass das Klagen über die Nervosität Die Angehörigen werden niemals weniger unvernünftig sein, wenn sie Angst haben, dass ein geliebter Mensch sterben wird.

Wollen wir Dankbarkeit und Wertschätzung? Wir bekommen es sehr oft und sehr oft nicht; und wenn Letzteres der Fall ist, können wir darüber nachdenken, dass wir uns in sehr guter Gesellschaft befinden. Wie belohnten die Franzosen Jeanne d'Arc? Die Wärme ihrer Dankbarkeit führte sie zum Scheiterhaufen. Als Belohnung für seine Entdeckung wurde Galilei ins Gefängnis gesteckt und mit Ketten beladen, ebenso wie Christoph Kolumbus und Sir Walter Raleigh, eine bemerkenswerte Gruppe von ihnen, und jeder von ihnen litt unter der Undankbarkeit seiner Mitmenschen. Sie müssen sich viele weitere Beispiele für Undankbarkeit ins Gedächtnis rufen, die niederträchtiger ist als alles, was wir jemals ertragen müssen.

Der Beruf der Krankenpflege ist immer noch einer der jüngsten, den Frauen ausüben. Die Welt war bis in die letzten Jahrzehnte so sehr daran gewöhnt, von der altmodischen Krankenschwester gepflegt zu werden, die eine Dienerin war und nie eine Behandlung erwartete das eines Dieners, dass es einige Jahre gedauert hat, uns immer daran zu erinnern, dass wir keine Diener sind, so wie es üblich ist ; aber niemand wird davon überzeugt, dass wir Damen sind, wenn wir es ihnen *sagen* . Wenn Sie eine Dame mit der Vornehmheit einer Dame sind, wird es jeder im Haus wissen und spüren, und Sie werden das Thema niemals erwähnen; Sie müssen es spüren, dann wird es keinen Streit darüber geben. Dies muss durch Ihre Geschicklichkeit, Ihre Ruhe, Ihre Fröhlichkeit, Ihre Bildung, Ihre Intelligenz und Ihr schnelles Verständnis anderer guter Eigenschaften bewiesen werden. Wir alle müssen der Welt zeigen, dass sie von ihresgleichen gepflegt wird, dass eine Dame selbst den abscheulichsten Dienst auf eine Weise leisten kann, die sie ihrer Schwierigkeiten beraubt; Und wenn der schwere Teil der Krankheit vorüber ist, wenn Ihr Patient bereit und bestrebt ist, sich unterhalten zu lassen, können Sie zeigen, dass Sie keine Maschine sind, die die Anweisungen des Arztes ausführt; dass Sie zu mehr fähig sind als nur die Fähigkeit, Temperatur, Puls und Atmung zu messen.

Wir müssen uns daran erinnern, dass wir dennoch in gewisser Weise Pioniere eines Teils dieser großartigen Frauenbewegung auf der Welt sind. Es reicht nicht aus, eine Familie zu der Erkenntnis zu erziehen, dass wir ihr ebenbürtig sind; Beim nächsten Haus, in das wir gehen, muss die gleiche Arbeit möglicherweise noch einmal durchgeführt werden. Aber jedes Mal, wenn es getan wird, und zwar gut, ist es für den gesamten Berufsstand von Vorteil, und das ist ein erstrebenswertes Ziel.

VIII
DIE KRANKENSCHWESTER ALS LEHRERIN

Nicht jeder Krankenschwester kommt nach ihrem Abschluss der Gedanke, dass sie sich in all diesen anstrengenden Studien- und Krankenhausjahren auf das Leben als Lehrerin vorbereitet hat. Sie stellt sich liebevoll vor, dass sie eine Krankenschwester ist, und nur das; Aber nachdem sie ein Jahr oder länger Privatdienst geleistet hat, wird ihr klar, dass sie im Allgemeinen sowohl Lehrerin als auch Krankenschwester ist und dass sie oft auch Missionarin ist.

Vielleicht muss keiner privaten Krankenschwester gesagt werden, welches Fach sie unterrichten muss; Die Patientin oder die Freunde der Patientin lassen ihr keine Ruhe, bis sie ihr das „Warum" für alles gesagt hat , was sie tut oder nicht tut. Es gibt jedoch einige wichtige Themen, die der Krankenpfleger und Lehrer versuchen sollte, jedem Patienten klar zu machen.

Wir werden mit dem Baby beginnen, da die Babys immer bei uns sind, und wenn es nach Ärzten und Krankenschwestern, Wissenschaft und Hygiene geht, wird es irgendwann keinen anderen Ruf geben als den des Babys, weder nach Krankenschwester noch nach Arzt. Die Unwissenheit der jungen Mutter ist sprichwörtlich; Ihr Wunsch, etwas über ihr Baby und seine Pflege zu erfahren, ist erbärmlich ernst. Das neue Leben ist so kostbar, sie würde sich so gut darum kümmern, wenn sie nur wüsste, wie. Hier ist eine Schülerin, die wissbegierig ist und bereit ist, alles zu tun, was ihr intelligent beigebracht werden kann. Die Krankenschwester sollte alle Geheimnisse der Verdauung, alle Gründe für regelmäßiges Füttern, die Notwendigkeit frischer Luft, langen und ununterbrochenen Schlafes, lockerer Kleidung und regelmäßigen Badens ganz klar im Kopf haben. Sie sollte in der Lage sein, der Mutter die Regeln für ihren eigenen Lebensunterhalt vorzugeben, damit sie dem Baby die beste Milch geben kann, oder, wenn das Kleine künstlich ernährt werden muss, die Methoden zur Zubereitung der jeweiligen Nahrung erklärt und auf die Anzeichen einer Verdauungsstörung hingewiesen. All dies ist echte Lehre, echte Missionsarbeit, und wenn es gut gemacht wird, wird es der Mutter enorm helfen und dem Baby wahrscheinlich viele Koliken oder Schlimmeres ersparen. Das Waschen des Babys wird von der jungen Mutter meist als schreckliche Tortur empfunden. Keine Krankenschwester sollte ihre Patientin als junge Mutter verlassen, bis sie diese Aufgabe vollständig erfüllen kann. Lassen Sie die Mutter ein paar Vormittage zusehen, während die Krankenschwester die ganze Arbeit erledigt, und lassen Sie sie dann das Baby ausziehen, wenn die Krankenschwester es nehmen und die Operation beenden kann. Lassen Sie sie von Tag zu Tag etwas mehr tun, soweit ihre Kraft und ihr Ehrgeiz es zulassen, bis sie sich am Ende einer Woche einigermaßen an den Umgang mit dem Kind gewöhnt hat und es vielleicht bis zum letzten Feinschliff behalten kann. Die Krankenschwester sollte immer in der Nähe sein, um zu helfen, zu beraten und das Kind aufzunehmen, wenn die Mutter erschöpft ist. Schließlich sollte sie in ein anderes Zimmer gehen und, nachdem alles vorbereitet war, der Mutter gestatten, die Aufgabe selbst zu erledigen, und sie wissen lassen, dass sie bei Bedarf jederzeit abgelöst wird. Auf diese Weise gewöhnt sich die Mutter an das Kind und das Bad ist für sie immer ein Vergnügen. Wie oft haben wir erbärmliche Geschichten über eine junge Mutter gehört, die zum ersten Mal versucht, ihr Baby zu waschen? – die Tränen der Verzweiflung, die nervösen Pannen, die Erschöpfung, als die Aufführung zu einem hastigen Ende kam. All diese Geschichten bedeuten, dass die verantwortliche Krankenschwester keine Lehrerin war und dass ihre Arbeit, als sie den Fall verließ, noch nicht abgeschlossen war.

Angenommen, dieses Baby ist das dritte oder vierte, die Mutter weiß, was sie für das neue Kleine tun soll, aber wie sieht es mit den anderen aus? Sie ist immer noch bestrebt, das Richtige zu tun, oder vielleicht ist sie nicht bestrebt, und ihre Einstellung gegenüber den Kindern ist nicht so, wie sie sein sollte. Vielleicht ist ihr nicht klar, dass sie für die ihr anvertrauten Seelen zur Rechenschaft gezogen werden muss , dass diese Körper ihren Teil zum Leben beitragen werden, ob gut oder schlecht, je nachdem, wie klug oder dumm sie mit ihnen umgeht. Hier handelt es sich um echte Missionsarbeit. Eine nachdenkliche, intelligente und umsichtige Krankenschwester kann einer Mutter zeigen, dass ein Adenoid für Johnnys Unaufmerksamkeit verantwortlich sein könnte, da es zu stumpfem Gehör führt, und dass Marys Nervosität auf zu wenig Schlaf oder unzureichende Belüftung ihres Zimmers in der Nacht zurückzuführen ist. Sie kann erklären, wie unregelmäßiges Essen dazu führt, dass die Kinder verärgert und gereizt werden. Sie kann zeigen, warum die ersten Zähne entfernt werden sollten, wenn die zweiten beginnen, in Richtung Zahnfleisch zu drängen. Sie kann der Mutter beibringen, dass die Kopfschmerzen, die bei Kindern, die zur Schule gehen, so häufig auftreten, möglicherweise auf eine Überanstrengung der Augen zurückzuführen sind und nicht mit Pillen korrigiert werden können und niemals mit Kopfschmerzpulvern gelindert werden sollten. Sie kann die Übel der Gallonen Sodawasser aufzeigen, die zu viele junge Frauen schlucken, und die Unvernunft, jungen Mädchen zu erlauben, sich in Drogerien zu versammeln. Von diesen letzten beiden Übeln, „Sodawasser und die Drogeriegewohnheit", weiß die Mutter möglicherweise nichts. Zu Hause ist sie mit den „Kleinen" beschäftigt, und das vierzehn- oder sechzehnjährige Mädchen darf nur allzu oft mit anderen jungen Mädchen „in die Stadt" schlendern, und was sie dort tut, würde viele Mütter in Erstaunen versetzen
.

Jede Krankenschwester sollte wissen, wie sie ihren Patienten beibringen kann, sich und ihre Kinder vor Tuberkulose zu schützen. Sie soll zeigen können, was die Frühsymptome sind, was dann zu tun ist, wie auf den Auswurf, auf die Nahrung des Patienten, auf seine Ess- und Trinkgefäße, sein Bett und seine Bettwäsche zu achten ist. Sie sollte wissen, wie man einem Tuberkulosepatienten beibringt, für sich selbst zu sorgen, wie er vermeiden kann, seine Krankheit auf andere zu übertragen, wenn er zu Hause bleibt; und wo er angemessene Krankenhaus- oder Sanatoriumsunterkünfte findet, wenn er verreist.

Die meisten Mütter sind sehr dankbar für praktische Hinweise von jemandem, der es wissen soll und der sich während eines vier- bis sechswöchigen Aufenthalts in die Familie einfügt und auf die richtige Art und Weise und zur richtigen *Zeit* Ratschläge *gibt*.

Die große Sexfrage wird in einem solchen Moment mit ziemlicher Sicherheit diskutiert. Die Geburt eines neuen Babys ist so etwas Wunderbares, dass die anderen Kleinen fast immer (ganz natürlich) wissen wollen, woher es kommt. Kleine Leute sind voller Neugier. Ich vermute, es ist die Art und Weise der Natur, sie zu unterrichten. Jede neue Sache erfüllt sie mit Bewunderung, mit Freude, und sie müssen alles darüber wissen. „Oh, Mama, was für ein wunderschönes neues Pony! Wo hast du es her?" „Ist es wirklich meins?" „Oh, Papa, was für ein toller, neuer Schlitten! Wo hast du ihn her? Kann ich ihn jetzt nicht benutzen?" „Oh, haben wir ein neues Baby bekommen? Ein echtes Baby? Gehört es uns? Wo kommt es her?" „Kann ich es nicht halten?"

Jeder kennt diese Ausdrucksformen des Staunens, der Freude, der Besitzfreude, aber wie man den eifrigen Geist richtig befriedigt, ist ein Problem, das unserer sorgfältigsten Überlegung bedarf. Bücher, Zeitungen und Zeitschriften sagen uns, was wir sagen sollen und wie wir es sagen sollen. All dies sollte besprochen werden, und wenn die Mutter es nicht weiß, sollte die Krankenschwester wissen, welche Bücher sie lesen soll.

Die medizinische Welt ist heute sehr besorgt über die Frage der Prostitution und ihrer Auswirkungen auf die kommende Rasse durch die Übertragung der syphilitischen Veranlagung auf eine unschuldige Frau, die danach unfruchtbar ist oder syphilitische Kinder zur Welt bringt. Die Torheit der Doppelmoral, Reinheit, die bei der Frau beharrt, Unkeuschheit, die beim Ehemann geduldet wird; All diese Themen werden mit Sicherheit zur Sprache kommen, und eine Krankenschwester, die sich auf diese und verwandte Themen vorbereitet, kann den Frauen, die sie pflegt, enorm viel Gutes tun.

Sie kann zeigen, wie nützlich das Wissen um Keuschheit für einen Jungen ist – die Stärke, die aus Selbstbeherrschung resultiert, die Schwäche, die aus Zügellosigkeit folgt, die Gefahr für ihn selbst und für diejenigen, die er wirklich liebt, wenn er sich mit Prostituierten ansteckt. Ein junger Mann sagte einmal zu einem Freund von mir: „Oh! Wenn meine Mutter mich nur vor dem Leid gewarnt hätte , das ich mir und anderen zufügen würde, hätte ich meinen Körper nie verschmutzt und meine Seele beschämt." Die Krankenschwester sollte wissen, wie sie die Mutter über die Anzeichen von Selbstmissbrauch bei ihren kleinen Jungen informieren kann, damit sie weiß, was die nervösen Bewegungen, die Blässe, den unregelmäßigen Appetit, die dunklen Ringe unter den Augen, die Lustlosigkeit usw. verursacht. die Vorliebe für das Alleinsein – jedes davon sollte äußerste Wachsamkeit erfordern. All diese Dinge sollte eine Krankenschwester unbedingt wissen, damit sie, was ihre Lügen angeht, eine weitere ernsthafte Frau sein sollte, die danach strebt, die Welt besser zu machen, weil sie in ihr gelebt und gearbeitet hat. Ein weiser Mann hat diese kuriose Beschreibung eines vollkommen gebildeten Mannes gegeben: „Wenn ein Mann weiß, was er weiß, wenn er weiß, was er nicht weiß, wenn er weiß, wo er nach dem suchen kann, was er wissen sollte, dann nenne ich das einen vollkommen gebildeten." Mann." Also mit der Krankenschwester. Wenn sie auf ein soziales Problem stößt, mit dem sie nicht vertraut ist, sollte sie sich dieser Liste von Büchern, Zeitschriftenartikeln und Broschüren zu diesem Thema zuwenden: Chapman, Rose R., The Moral Problems of Children; Dock, Lavinia L., Hygiene und Moral; Hall, Winfield Scott, Reproduktion und sexuelle Hygiene; Henderson, Charles W., Bildung in Bezug auf Sex; Lyttelton , E., Schulung der Jugend in den Gesetzen der Sexualität; Morley, Margaret W., Die Erneuerung des Lebens; Morrow, Dr. PA, Soziale Krankheiten und Ehe; Saleeby , Caleb W., Elternschaft und Rassenkultur; Wilson, Dr. Robert N., The American Boy and the Social Evil, The Nobility of Boyhood, 50 Cent (enthalten in „The American Boy and the Social Evil"); Hall, Stanley, Educational Problems, Kapitel über die Pädagogik von Sex, Adoleszenz, Jugend; Northcoate , H., Christentum und Sexprobleme; Janney, Dr. Edward O., Der weiße Sklavenhandel in Amerika; Bericht der 3. 8. Konferenz der Wohltätigkeitsorganisationen und Strafvollzugsanstalten in Boston, Juni 1911, Abteilung für Sexualhygiene; Kauffman, Reginald Wright, Das Haus der Knechtschaft; Zusammenfassung der Chicago Vice Commission, in der Mai-Ausgabe von *Vigilance* ; „Education with Reference to Sex" in der August-Ausgabe von *Vigilance* (erscheint monatlich in 156 Fifth Ave., New York City, für fünf Cent pro Exemplar); The Cause of Decency, Theodore Roosevelt, *Outlook* , 15. Juli 1911; Artikel über die Ursachen der Prostitution in *Collier's Weekly* , von Zeit zu Zeit, seit dem 1. April, von Reginald Wright Kauffman; Artikel über die Notwendigkeit, Sexualhygiene bei *guter Haushaltsführung zu lehren* , beginnend mit der Septemberausgabe; Dr. Dales Artikel über moralische Prophylaxe, seit der Juli-Ausgabe im JOURNAL OF NURSING; Instructing Children in the Origin of Life, Elisabeth Robinson Scovil , im Oktober JOURNAL OF NURSING; Flugblätter und

Broschüren, herausgegeben von American Motherhood, 188 Main Street, Cooperstown, New York; Veröffentlichungen der American Association of Sanitary and Moral Prophylaxis, New York City, JOURNAL OF NURSING, Februar 1912.

Ein letztes Wort und ich bin fertig. Seien Sie vorsichtig, ach so vorsichtig, dass Ihre Anweisungen akzeptabel sind und dass Ihr Schüler begierig darauf ist, unterrichtet zu werden. Die meisten Mütter sind bei diesen Themen besorgt; Wenn Sie jemandem begegnen, der sich nicht darum kümmert, versuchen Sie zunächst, sie dazu zu bringen, sich um sie zu kümmern (und das ist in der Tat eine Aufgabe), und lehren Sie sie dann, was sie tun und wie sie es tun soll.

IX
Genesung

Man hört oft, dass die private Krankenschwester die Notwendigkeit bedauert, während der Genesungszeit bei einem Patienten zu bleiben. „Ich wünschte", würde so jemand sagen, „dass ich nie mehr bei einem Patienten bleiben muss, nachdem die Temperatur zehn Tage lang normal war", oder: „Die ersten zwei Wochen eines geburtshilflichen Falles machen mir nichts aus, dann gibt es sie." etwas zu tun, aber danach bin ich bereit zu gehen" oder noch einmal: „Wenn meine Patientin bereit ist, mit dem Auto rauszugehen, wünsche ich mir immer, sie würde mich nach Hause fahren; halbkranke Menschen sind nicht mein Geschmack." Ich habe mich oft gefragt, ob dieses Gefühl nicht durch die Atmosphäre des Krankenhauses verursacht wird, das während der Ausbildung das Pflegeheim war – das Krankenhaus , das der Patient im frühestmöglichen Moment der Genesung verlässt, um Platz für jemand anderen zu machen. Die Krankenpflegeschülerin gewöhnt sich an die Aufregung einer kritischen Krankheit, an die harte Arbeit, ständig zu beobachten und um das Leben der Patienten zu kämpfen, und das, und nur das, scheint ihr, ist Krankenpflege. Wenn sie also zu ihren Privatfällen geht und ihr Patient eine lange Genesungsphase hinter sich hat, fühlt sie sich fehl am Platz, sie scheint nicht das zu tun, wozu sie ausgebildet wurde, und sie macht sich darüber Sorgen, bis sie eines glücklichen Tages kommt Der Arzt lässt sie frei, und es steht ihr frei, noch einmal zu jemandem zu gehen , der im Sterben liegt.

Krankenschwestern scheinen der Meinung zu sein, dass die Pflege eines Rekonvaleszenten keine „Pflege" sei, aber da irren sie sich. Nach einer schweren Krankheit dauert es lange, bis der Patient wieder vollkommen gesund ist. Einige Funktionen erfordern möglicherweise eine genaue Überwachung, die nur geschulte Augen leisten können, und es liegt nicht unter der Würde der Krankenschwester, zu bleiben und bis zu jedem einzelnen Teil Wache zu halten ist wieder in einwandfreiem Zustand. Viele Krankenschwestern sind der Meinung, dass es keine Pflege ist, einen Patienten zu unterhalten, sondern dass es Pflege ist, ihm auf die gesunde Ebene zu helfen, von der er gefallen ist, mit einem Kranken zu spielen und ihn zu beobachten, mit ihm zu lesen und zu beobachten , mit ihm zu gehen, zu reiten oder zu reisen und immer darauf zu achten, dass das gefürchtete Symptom nicht auftritt, dass der eine Teil, der noch Pflege braucht, es bekommt.

Ein Chirurg verbringt nicht jeden Tag den ganzen Tag mit Handschuhen und dem Skalpell in der Hand; er operiert nicht *immer* oder arrangiert auch nur Operationen; Er kann Zeit finden, Patienten zu sehen, mit ihnen zu sitzen und zu reden, sie zu beraten, sie aufzuheitern und ihnen sogar lustige Geschichten zu erzählen, aber die ganze Zeit über beobachtet er sie. Ein Anwalt plädiert nicht immer im Gerichtssaal, ein Geistlicher sitzt nicht ewig auf der Kanzel. Der Anwalt ist im Gespräch mit seinem Mandanten ebenso wahrhaftig ein Anwalt; Der Geistliche ist, wenn er seine Gemeinde besucht, ebenso wirklich ein Geistlicher, – die Predigt am Sonntag ist, wenn ich es so ausdrücken darf, der Höhepunkt seiner Wochenarbeit. Die Rede des Anwalts vor der Jury ist der Punkt, auf den alle seine Bemühungen nach vielleicht wochenlanger Vorbereitung hinzielen. Die Genesung eines Patienten ist also der Höhepunkt der Arbeit der Pflegekraft. Sie beginnt mit dem Höhepunkt, einer schweren Krankheit, einer Operation oder einem geburtshilflichen Fall, was auch immer es sein mag. Allmählich lässt der Stress nach, die gesamte Atmosphäre im Haus wird natürlicher, je mehr sich die Patientin erholt; Aber der Prozess ist noch nicht abgeschlossen, und die Arbeit der Krankenschwester ist erst erledigt, wenn der Arzt erklärt, dass ihre geschulte Pflege nicht länger notwendig ist. Dann kann sie gehen und das Gefühl haben, dass ihre Arbeit gründlich erledigt wurde – sicherlich kein geringer Trost.

Ich wünschte, ich könnte meinen jungen Schwesterschwestern zeigen, wie gut diese Zeit der Genesung des Patienten *für sie sein könnte*. Der herrliche Rest des regelmäßigen Schlafs und die regelmäßigen Mahlzeiten, die man bequem am Tisch statt in Einsamkeit auf dem Tablett zu sich nimmt, die Möglichkeit, regelmäßig Sport zu treiben – diese Dinge sind ein wahrer Luxus, wenn man einen schwerkranken Patienten pflegt und Angst hat Ich war Tag und Nacht bei einem. Dies ist die Zeit, in der die bis zum Äußersten beanspruchten Nerven der Krankenschwester ihren Ton wiedererlangen können, in der die Verantwortung, die der Arzt trägt und mit der Krankenschwester geteilt wird, nicht so schwer wiegt und das Wissen um einen weiteren Sieg über den Tod, einen weiteren Das gerettete Menschenleben verleiht dem Tag eine erfreuliche Freude.

Die Befriedigung, zu wissen, dass der Patient durch Ihre Hilfe vielleicht die Pforten des Todes hinter sich gelassen hat; die Freude, Tag für Tag die Rückkehr gesunder Empfindungen zu bemerken, der allmählich immer stärker werdende Wunsch, wieder seinen gewohnten Platz in der unterbrochenen Lebensarbeit einzunehmen – all das vermisst die Krankenschwester, die von den Rekonvaleszenten flieht.

Könnte es nicht sein, dass der Berufswechsel etwas mit der mangelnden Bereitschaft zu tun hat, bei einem Patienten während seiner Genesung zu bleiben? Wenn die Temperatur nur einmal am Tag gemessen werden muss oder wenn der Arzt nur zweimal in der Woche vorbeikommt, wenn die ganze Routine im Krankenzimmer einer natürlicheren Atmosphäre weicht, fühlen sich viele Krankenschwestern nicht wohl, sie tun es Vorlesen ist nicht angenehm, sie mögen Bücher nicht, und wenn der Patient um diese Unterhaltung bittet, ist das Vorlesen für die Krankenschwester eine Qual, und ich kann mir vorstellen, dass es dem Zuhörer nicht viel Vergnügen bereitet. Eine Krankenschwester gab mir einmal eine anschauliche Beschreibung ihrer Bemühungen, einem genesenden Typhuspatienten „ Romola " vorzulesen . Die arme Krankenschwester wusste weder von Florenz noch von der italienischen Sprache, und ihre Auseinandersetzung mit den Fremdwörtern in diesem Buch muss lustig genug gewesen sein. Ihre Patientin war nicht sehr erfreut – da bin ich mir sicher. Wenn eine Krankenschwester nicht verständlich vorliest, sollte sie sich alle Mühe geben, es zu lernen. Dadurch steigert sie ihren Nutzen und macht sich bei ihren Patienten akzeptabler. Sie steigert ihren eigenen Wert. Sie ist mehr wert. Keine Krankenschwester kann sagen, wann diese Art, die anstrengenden Stunden zu überbrücken, von ihr verlangt wird, da es fast sicher ist, dass ein intelligenter Patient um eine geistige Erfrischung bitten wird.

Eine weitere angenehme Möglichkeit, die langen Stunden der Rekonvaleszenz zu verbringen, sind Spiele mit Ihrem Patienten. Ich bin mir sicher, dass keine Ausbildungsstätte für Krankenschwestern das Studium von Cribbage, Binokel, Bezique, Schach, Dame, Backgammon oder Domino in ihren Lehrplan aufgenommen hat. All dies sind zweihändige Spiele, deren Spielen dem Rekonvaleszenten hilft, sich selbst und seine vergangene Krankheit und gegenwärtige Schwäche zu vergessen. Wenn die Krankenschwester nur ein Spiel beherrscht, das dem Patienten unbekannt ist, gibt sie ihm beim Unterrichten neue Gedanken, und es ist ganz erstaunlich, wie viel Freude solche einfachen Dinge sowohl dem Lehrer als auch dem Schüler bereiten können. Ich würde vorschlagen, dass Krankenschwestern in ihren Vereinsheimen oder zu Hause einige freie Abende mit diesen Zweihandspielen gewinnbringend füllen könnten. Ich bin mir sicher, dass sie die so verbrachte Zeit nie bereuen würden.

Wenn es sich bei der Rekonvaleszenten um eine Frau handelt, sind die Mittel, sie zu unterhalten, vielfältiger und vielleicht angenehmer. Neben Vorlesen und Spielen gibt es noch den weiten Bereich der „Fancy Work", in dem sich die meisten Frauen zu Hause fühlen. Schade, dass heutzutage nur noch wenige Frauen etwas über Stricken, Häkeln oder Occhiieren wissen, viele wissen nicht einmal, was was ist. Eine Dame fragte mich vor nicht allzu langer Zeit ganz unschuldig, wie ich den Unterschied zwischen Stricken und Häkeln erkennen könne ! Seitdem das irische Häkeln jedoch wieder in Mode gekommen ist, greifen viele wieder zu den Häkelnadeln. Die Krankenschwester, die sich geschickt mit diesen zarten Künsten auseinandersetzen und sie ihren Patienten oder deren Familienangehörigen beibringen kann, verfügt über die Mittel, sich – abgesehen von ihren pflegerischen Fähigkeiten – zu einer sehr akzeptablen Begleiterin zu machen.

Stickereien sind sehr faszinierend und sprechen jede Frau an. Ein zierliches kleines Kleidungsstück für Ihre Patientin, bestickt, während Sie zusehen, wie sie wieder gesund wird, wird ihr lange Freude bereiten. Welche Kunst, welche Leistung kann eine Krankenschwester haben, die nicht einem armen Kranken hilft, die erschöpften Stunden eines kranken Körpers nicht verkürzt oder einer müden Seele Trost spendet? Eine perfekte Krankenschwester ist jemand, der seinem Patienten Trost spendet. Weil ausgebildete Krankenschwestern mehr Komfort bieten, haben sie die Krankenschwester des alten Stils ersetzt. Je mehr Trost die Krankenschwester bringt, desto erfolgreicher ist sie. Die Fähigkeit, gut zu sprechen, wenn ein Gespräch nötig ist, gut zu lesen, verständnisvoll zu unterhalten und jedes Bedürfnis des Kranken mit Bedacht zu erfüllen, so wie es sich stellt, das ist die ideale Krankenschwester.

X
Wie soll eine Krankenpflegerin ihre Wartetage verbringen?

Für viele Pflegekräfte ist die Zeit zwischen den Behandlungsfällen eine gefürchtete Zeit, da Geld für die notwendige Instandhaltung ausgegeben wird, aber keins eingeht; eine nervöse Zeit, wie das Klingeln des Telefons, das bedeuten kann, dass ein Anruf gewünscht oder gefürchtet wird, vielleicht beides; eine ängstliche Zeit, da niemand weiß, wie lange sie warten muss; Eine trostlose Zeit, in der sich die Tage hinziehen und immer noch kein Anruf kommt. Es *ist* eine anstrengende Zeit, aber in diesen Tagen des Wartens kann viel getan werden, was Freude bereitet und allen zukünftigen Patienten Freude bereitet und auch der Krankenschwester nicht wenig nützt.

Lassen Sie mich meine wenigen Hinweise einleiten, indem ich sage, dass alle Patienten und Patientenfreunde von der Krankenschwester erwarten, dass sie alles über die Krankheiten und ihre Heilung, die Pflege und den Umgang mit Kranken weiß – das ist die übliche, gewöhnliche Krankenschwesternsache –, aber das gilt auch viele Krankenschwestern hören auf; sie kommen oft nicht weiter; und wenn man zu einer Familie kommt und dieser noch eine breite Kultur und ein intelligentes Interesse an den Themen des Tages hinzufügt, sind der Respekt und die Bewunderung des Patienten und der Familie grenzenlos und ihre Überraschung echt.

Wenn möglich, möchte ich der Absolventin der Krankenschwester klar machen, dass es nach dem Abschluss der Ausbildung wirklich viel zu lernen gibt. Die gesamte Technik von Krankenhäusern und Operationssälen ist frisch im Gedächtnis, aber es gibt so viel, was zwangsläufig außerhalb der Mauern eines Krankenhauses liegt, und dieses mit Erfahrung einhergehende Wissen ist ein großer Teil dessen, was eine erfolgreiche Krankenschwester ausmacht.

Ich werde hier nicht auf das eingehen, was jede Krankenschwester so gut weiß, nämlich die „Vorbereitung" von Kleidung, Schulranzen und Instrumenten. Wir gehen davon aus, dass dies alles bereit ist. Der vorangegangene Fall war, wie wir uns vorstellen können, schwierig, und mehrere Tage wurden dem Luxus gewidmet, ganze Nächte im Bett zu verbringen und ganze Tage auszuruhen; Dies ist alles erledigt und der nächste Fall wird erwartet.

Das Beste, was Sie zunächst tun können, ist, dass die Krankenschwester ein wenig ihre mentale Ausrüstung untersucht und sieht, was sie in ihrem Kopf gespeichert hat, was dem nächsten Patienten helfen kann oder was im Kampf zwischen hygienischer Sauberkeit und krankheitserregendem Schmutz hilfreich sein kann . Lassen Sie sie darüber nachdenken, ob sie akzeptabel und verständlich vorliest. Hat sie eine gute Liste mit Büchern, die den meisten Frauen gefallen würden? Weiß sie, welche Bücher sie den Kindern empfehlen kann? Kann sie sagen, was die Jungen interessieren würde oder was ein Mann gerne hören würde? Kennt sie humorvolle Bücher, interessante Geschichten oder Biografien? Hier ist also Beschäftigung für viele müßige Tage.

In eine öffentliche Bibliothek zu gehen ist immer ein Vergnügen, mit dem Bibliothekar Freundschaft zu schließen ist ein zusätzliches Vergnügen, ebenso wie das Kennenlernen einiger guter Bücher, die man immer kaufen kann und die dem Patienten später Freude und Gewinn bereiten werden geduldig. Diese Suche nach guter Literatur wird Freude bei der Suche und Freude beim Lesen bereiten. Bibliothekare weisen in der Regel gerne auf die benötigten Bücher hin, und man kann viele schöne Stunden in der Bibliothek verbringen und gleichzeitig das angenehme Gefühl haben, dass die empfundene Freude später auf zukünftige Patienten übertragen wird.

Das Thema Hygiene wird in den meisten Berufsschulen und auch in vielen Tagesschulen unterrichtet; Dies ist jedoch ein Wissenszweig, der so schnell wächst, dass die Krankenschwester möglicherweise erst dann von Nutzen sein kann, wenn die Infektion ihre Arbeit getan hat, wenn nicht die allerneuesten Entdeckungen gemacht werden.

Ich frage mich, wie viele Krankenschwestern die Bulletins des US-Landwirtschaftsministeriums in Washington genutzt haben. Diese werden „Farmers' Bulletins" genannt, aber viele von ihnen sind für die gesamte Menschheit von Nutzen, ob sie nun Landwirte sind oder nicht. Sie sind für jeden kostenlos, der danach fragt, und bis heute wurden etwa fünfhundert ausgegeben. Sie befassen sich mit allen möglichen Themen – Fliegen, Malaria, die Vernichtung von Ratten, die Pflege von Nahrungsmitteln im Haus, Obst als Nahrungsmittel, Müsli-Frühstücksspeisen usw., usw., Themen bis ins Unendliche . Hier liegt also eine Fundgrube an Informationen, die jedem offen steht, der danach fragt; Alles, was man tun muss, ist, an den Landwirtschaftsminister zu schreiben und darum zu bitten, ihm eine Liste der von seiner Abteilung veröffentlichten Farmers' Bulletins zuzusenden. Aus der Liste können beliebige Bulletins ausgewählt und verschickt werden. Fragen Sie nach dem, was benötigt wird; es ist alles für die Aufklärung der Öffentlichkeit gedacht. Die Informationen sind absolut zuverlässig und stellen den besten Gedanken des Landes dar – Expertenratschläge der führenden Wissenschaftler.

Ich habe oft gedacht, dass eine Krankenschwester, die sich auf die Krankenpflege von Kindern spezialisiert hat, oder sogar jemand, der gelegentlich Kinder stillt, von einem Kurs in einer

Kindergartenausbildungsschule sehr profitieren würde. Da die Privatschwester jedoch nur wenige Tage zur Verfügung hat, kann sie nichts so Umfangreiches leisten; Aber in der Kindergartenabteilung jeder unserer öffentlichen Schulen steht ein sehr guter Ersatz zur Verfügung. Am interessantesten ist es, in eine öffentliche Schule zu gehen, den Rektor zu fragen und sich von der Krankenschwester ihren Besuch erklären zu lassen und ihr zu zeigen, wie hilfreich es für künftige kleine Kranke wäre, wenn man ihr erlauben würde, etwas vom Kindergarten zu lernen Methoden, und die Erlaubnis wird gerne erteilt. Wenn die Krankenschwester das Zimmer der „Kleinsten" erreicht, soll sie sich hinsetzen und ruhig zusehen, was für sie getan wird und wie mit ihnen umgegangen wird. Die Kindergärtnerin erzählt gerne, wo sie die bezaubernden Geschichten findet, die sie erzählt; Sie wird Modelle der wundervollen Dinge geben, die ihre Schüler aus Papier ausgeschnitten haben, die Kanus, die Männer, die darin sitzen, die Wigwams, die Schlitten, Autos, Schaukeln, Öfen, Bäume, Äpfel usw. usw., Artikel gut-nahezu unzählige, und alle so einfach und so geschickt gemacht. Ein kleiner Rekonvaleszent könnte sich wochenlang mit den Dingen amüsieren, die man in einem unserer städtischen Kindergärten in wenigen Stunden lernen kann. Ich spreche von den Dingen, die ich weiß, denn ich habe es versucht, und ich habe noch nie eine Schulleiterin gefunden , die nicht froh war, dass ihr Kindergarten unterrichtet wurde, noch eine Kindergärtnerin, die nicht erfreut war, zu wissen, dass sie bei der Krankenpflege helfen konnte Kinder, auch auf diesem scheinbar umständlichen Weg.

In allen unseren Großstädten gibt es Kunstgalerien und in vielen werden jeden Sommer erstklassige Leihgaben ausgestellt. In diesen Leihsammlungen gibt es neben Bildern noch viele andere Dinge; manche neugierig, manche schön und alle interessant. Einige Tage, die man in diesen Galerien verbringt, werden viel Wissen und Schönheit in das Leben bringen. Für diese Besuche muss man sich Zeit nehmen; Niemand kann die Geduld und das Können orientalischer Handarbeit so schnell schätzen. Wenn Sie mit den Exponaten nicht vertraut sind, sollten Sie einen Katalog kaufen und jeden einzelnen studieren, bis Sie wissen, warum er dort ist und was seine Schönheit ist. Ich erinnere mich, dass ich eines Tages in einer Sammlung eine Tasse aus Jade mit einem sehr fein gearbeiteten Griff sah; Ich fand es gut, wusste es aber nicht zu schätzen, bis mir der Verwalter erzählte, dass der Künstler zwanzig Jahre gebraucht habe, um diese eine Tasse zu schnitzen. Jade ist so ein harter Stein. Dieser Pokal war so wertvoll, dass das Kensington Museum in England für ihn als nahezu perfektes Exemplar eine riesige Geldsumme bezahlt hatte. Diese Informationen waren meine Belohnung für das genaue Studium einer Ausstellung. In diesen Ausstellungen konnte man viele freie Tage mit viel Vergnügen und Gewinn verbringen.

In welcher Stadt auch immer eine Krankenschwester lebt, sie sollte sich mit den philanthropischen Bemühungen des Ortes vertraut machen. In den größten Städten ist es nicht möglich, sie alle zu kennen, aber sie sollte über einige der Siedlungsarbeiten, die Kindertagesstätten, die Babykrankenhäuser, die Rettungsarbeiten und die Altenheime Bescheid wissen. Natürlich wird sie über die Krankenhäuser und Apotheken Bescheid wissen, aber was für die Armen, die Unwissenden, die Sünder und die Fremden getan wird – das sollte sie lernen. Oftmals konnte sie viel tun, um diesen Institutionen zu helfen, indem sie einfach und wahrheitsgemäß, wenn sich die Gelegenheit bot, von dem berichtete, was sie gesehen hatte , von der großen Notwendigkeit solcher Bemühungen und von der heldenhaften Arbeit derer, die unter die Bedürftigen und Bedürftigen leben versuche sie aufzurichten. Manch ein reicher, müßiger Patient könnte Interesse zeigen und Geld, wenn nicht sogar Zeit, für die Mitarbeit bei diesen guten Werken aufwenden; und meine Erfahrung zeigt, dass sie im Allgemeinen jede Hilfe brauchen, die sie bekommen können. Die Krankenschwester sollte also über die Anti-Tuberkulose-Arbeit, die Abendschulen, die Spielplätze auf den Dächern der Schulhäuser und all die philanthropische Arbeit ihrer Stadt Bescheid wissen, und sie kann nichts davon erfahren, es sei denn, sie nimmt einige ihrer freien Tage in Anspruch, ihre Tage des Wartens und verwandelt sie in Tage des Lernens und der Erweiterung ihres Geistes und ihres Herzens.

Eine weitere angenehme Möglichkeit, einige Tage des Wartens zu überbrücken, besteht darin, das Straßenbahnsystem der Stadt, in der Sie leben, zu studieren. Erfahren Sie, wie weit es gehen kann, in wie viele andere Städte. Wenn ein Fluss in der Nähe ist, machen Sie sich mit seinen Dampfschiffen vertraut. Ausflüge mit dem Boot oder der Straßenbahn werden reizvoll sein und die besten Routen , die besten Endstationen und die besten Restaurants zeigen, und eines Tages, wenn es einem Patienten gut genug geht, um einen Ausflug zu machen, kann es sein, dass ihm ein Teil seiner unmittelbaren Nachbarschaft gezeigt wird ihn, den er noch nie zuvor gesehen hat. Glauben Sie mir, das alles wird geschätzt. Der Platz reicht mir nicht aus, um von Musik zu erzählen, die es zu hören gilt, von Theatern, die man genießen kann, und von allem, was später zum Wohle derer genutzt werden soll, denen Sie dienen sollen. Die in den „Tagen des Wartens" ständig gesammelten Informationen, richtig genutzt und intelligent an die Patientin oder ihre Freunde weitergegeben, machen aus der Krankenschwester eine so aufgeschlossene, mitfühlende Frau, dass jeder, der sie beschäftigt, die Tatsache zu schätzen weiß, dass sie eine hat breite Kultur und bringt ihren Patienten mehr als nur technische Fähigkeiten.

XI

EINIGE HINWEISE FÜR DIE GEBURTSHILFE

DIE GARDEROBE DES BABYS.

Wenn eine Krankenschwester eine Frau besucht, die sie in einigen Monaten mit der Pflege ihres Babys und sich selbst beauftragen möchte, ist es sehr schön, ihr auf Anfrage eine Liste aller Dinge geben zu können, die sie benötigen wird , sowohl für ihr eigenes Wohlbefinden als auch für das des Babys.

Das Folgende ist eine gute, vernünftige Garderobe und wird reichlich vorhanden sein, obwohl viele mehr oder weniger fantasievolle Artikel höchstwahrscheinlich von Freunden hinzugefügt werden. Die unten aufgezählten Dinge sollten dem Baby reichen, bis es kurze Kleidung anzieht:

Slips, 10. Kleider, 8 bis 10. Ansteckdecken, 4. Flanellröcke, 4. Weiße Röcke, 5. Hemden, 4. Bänder, schlichtes Flanell, 4. Bänder, aus Jersey, 4. Windeln erster Größe, 17 Zoll im Quadrat , 20. Windeln zweiter Größe, 20 Zoll im Quadrat, 30. Windeln dritter Größe, 26 Zoll im Quadrat, 30. Gestrickte Decken, schlichtes Weiß, 2; wenn mit irgendeiner Farbe, 4 bis 6. Gestrickte Sacques, 4 (zwei Größen). Kleines Kissen (Haar), 6 Hüllen. Bettlaken, 6. Bettdecken, 2.

FÜR KORB.

Zwei kleine goldene Sicherheitsnadeln. Große Sicherheitsnadeln, ich boxe. Kleine Sicherheitsnadeln, in einer Schachtel. Puderdose und Puff. Coudreays Pulver. Kleine Schachtel mit gleichen Teilen Borax und Puderzucker. Alte Damasthandtücher. Eine alte weiße kastilische Seife oder Colgates Kinderseife. Eine Flasche unparfümierte Vaseline . So viele Beutel wie möglich. Ein paar Meter des schmalsten Bandes, rosa und blau. Zwei alte Taschentücher. Ein Schoßschutz. Bürsten und kämmen. Watte.

FÜR DIE MUTTER.

Alle alten Laken im Haus. Gummiplatte, doppelte Breite. Ein Quadrat aus Gummiplatte mit einfacher Breite. Eine alte Bettdecke. [Fußnote: Wenn das Kelly-Pad für die Lieferung verwendet wird, müssen die alten bequemen Decken und die Gummiplatte mit einfacher Breite nicht bereitgestellt werden .]Zwei oder drei alte Decken. Füllspritze. Papierbecken. Handtücher nach Belieben. Sechs oder sieben Nachthemden , drei davon alt. Unterhemden, wenn sie im Bett getragen werden, 4 (groß). Bandagen, 6. Käsetuch, 10 Yards. Saugfähige Baumwolle, 2 Pfund. Ein großer Flanellbeutel oder eine Nachtigall. Weicher, ungebleichter Musselin, 2 oder 3 Yards. Colgates begasende Waffeln, ich boxe. Bettpfanne, I.

Babyausstattung gibt es in jedem guten Kaufhaus zu kaufen, aber viele werdende Mütter ziehen es vor, die gesamte Kleidung für die Kleinen selbst herzustellen. Diese Listen dienen den Müttern.

Diese sehen vielleicht wie zwei sehr beeindruckende Listen aus, aber ein zweiter Blick wird jeden davon überzeugen , dass alle diese Artikel absolut notwendig und keiner von ihnen teuer ist.

Die Slips sollten sehr einfach gemacht werden. Das Material kann so fein sein, wie man es kaufen kann, aber abgesehen von ein paar Biesen an der Passe und ein wenig Spitze oder feiner Stickerei an Hals und Ärmeln sollte es vollkommen schlicht sein. Die Kleider sind natürlich etwas aufwändiger, aber die Mode schreibt jetzt vor, dass die Kleidung für Kleinkinder vollkommen schlicht sein soll, und das ist eine äußerst vernünftige Mode. Steckdecken sind vorne ganz offen und werden in den Läden meist mit einem breiten Band aus steifem weißem Musselin gefertigt, was zeigt, dass die Leute, die sie hergestellt haben, nie versucht haben, ein Baby anzukleiden. Das Band sollte aus Flanell oder grobem Leinen sein und oft gewaschen werden, damit es weich ist und die Nadeln durch viele Falten hindurchgehen. Flanellröcke bestehen meist aus zwei Lagen Flanell und sind mehr oder weniger bestickt. Diese werden nicht offen gelassen, außer gerade so viel, dass das Ankleiden einfacher ist. Hemden werden in Geschäften so gut hergestellt, dass sich kaum jemand für das Stricken interessiert. Sie sollten immer hochgeschlossen und langärmlig sein, besser ist es, zwei Größen zu nehmen, denn wenn das Baby klein ist, kann es sich in einem großen Hemd, das nicht passt, nie wohlfühlen.

Die vier Flanellbänder sollten 6 Zoll breit und 17 oder 18 lang sein, über die gesamte Länge des Flanells gerissen sein und genauso gerissen bleiben. In keiner Weise gesäumt oder verziert. Keine Säume oder Nähte dürfen so fein sein, dass sie keine Spuren auf der Haut des Babys hinterlassen. Wenn Sie außerdem diese einfachen Bänder haben und feststellen, dass sie einige Zentimeter zu groß sind, gibt es nichts einfacheres, als einen Streifen abzureißen und sie passend zu machen. Wenn das Kind einen sehr großen, runden Bauch hat, können Sie ihn so anpassen, dass er gut darüber passt, indem Sie am unteren Rand, etwa einen halben Zoll von der Mitte des Bandes entfernt, zwei kleine Biesen anbringen und die Biesen etwa einen Zoll nach oben laufen lassen oder etwas mehr, indem man es allmählich verringert. Wenn Sie diese wegwerfen und die aus Jersey gefertigten Bänder anlegen, legen Sie sie immer zuerst an die Füße des Babys, da es schwierig ist, sie über die Schultern zu bekommen.

Das allerbeste Material für die ersten kleinen Windeln ist alter, weicher Tischdamast. Je besser die Qualität, desto weicher wird es; Stellen Sie sicher, dass sie genau quadratisch sind. Nichts ist im Kleinen anstrengender, als eine

Windel zu bekommen, die sich nicht richtig falten lässt. Diese sollten doppelt gemacht und die Kanten eingeschlagen und rundherum vernäht werden. Wenn das Baby aus ihnen herausgewachsen ist, sind sie nur noch für den Lumpenbeutel geeignet und können beiseite geworfen werden. Die Windeln der zweiten und dritten Größe sollten mehrmals gewaschen werden, um sie weich genug für den Gebrauch zu machen. Diese können zunächst achtfach gefaltet und unter das Baby neben die Damastwindel, zwischen diese und die festgesteckte Decke gelegt werden, und ersparen der Krankenschwester oft die Mühe, die Kleidung des Babys zu wechseln, da diese durchnässt ist. Auf diese Weise können sie häufiger gewaschen werden und sind weicher, wenn Sie sie direkt auf der Haut des Babys verwenden.

Baumwollflanell mit einem guten Flor und einem nicht sehr dichten Gewebe eignet sich ebenfalls sehr gut und kann anstelle des Damastes verwendet werden, wenn dieser nicht erhältlich ist. Tragen Sie es so auf, dass der Flor direkt auf der Haut liegt. Es ist ein ausgezeichnetes Absorptionsmittel.

Das Baby sollte mindestens ein kleines (eher flaches) Haarkissen haben, das auf einer Seite mit blauer oder rosa Seide und auf der anderen Seite mit schlichtem Weiß über dem Inlett bezogen ist. Die schönsten Kissenbezüge, die ich je gesehen habe, bestanden aus Taschentüchern mit breitem Saum. Zwei sauber zusammengenähte Kanten an drei Kanten und am vierten Knopflöcher für Perlmuttnieten. Die Taschentücher mögen fein sein oder nicht, bestickt oder schlicht und können am Rand Spitze aufgenäht haben, aber sie können nicht anders, als hübsch zu sein, und die Stickerei wird nie in der Mitte sein. Ich werde nie mein Mitleid mit einem armen kleinen Kerl vergessen, den ich einmal gesehen habe und der, als er aus dem Schlaf erwachte, den Abdruck eines gestickten S auf seiner Wange hatte. Es war von liebevollen, aber unwissenden Händen in die Mitte des kleinen Kissenbezugs eingearbeitet worden. Wenn das Baby das Kissen benutzt, lassen Sie es auf der weißen Seite schlafen; In anderen Fällen drehen Sie die farbige Seite nach oben und das Rosa oder Blau wird sehr schön durch das Leinen hindurchscheinen. Wenn Sie das Kind auf der farbigen Seite schlafen lassen, wird es höchstwahrscheinlich früher oder später etwas saure Milch darauf erbrechen, und die Schönheit Ihres Kissens wird verloren gehen.

Wenn die normalen kleinen Bettdecken zu teuer sind, kann ein sehr guter Ersatz aus weißem Eiderdaunenstoff hergestellt werden, der warm, weich und überhaupt nicht teuer ist.

Die goldenen Sicherheitsnadeln dienen zum abschließenden Anstecken des Kleides vorne und hinten. Natürlich erfüllt jede kleine dekorative Babynadel den Zweck genauso gut, und tatsächlich reicht auch eine gewöhnliche Sicherheitsnadel aus, wenn keine andere zur Hand ist.

Nicht zu vergessen ist die kleine Schachtel mit gleichen Teilen Borax und Zucker. Mischen Sie die beiden sehr gründlich. Wenn auf den Lippen, der Zunge oder den Wangen des Babys kleine weiße Aphthenflecken erscheinen, tragen Sie mehrmals täglich etwas von dieser Mischung auf. Wahrscheinlich werden sie nachts alle verschwinden. Tragen Sie es ganz vorsichtig mit der leicht angefeuchteten Fingerspitze auf, damit ein Teil des Pulvers haften bleibt. Untersuchen Sie den Mund des Babys täglich auf diese Stellen. Sie treten wahrscheinlich nach zehn Tagen oder zwei Wochen auf und treten häufiger bei schwachen Kindern oder solchen auf, die mit der Flasche gefüttert werden. Wenn die Flecken bei einem Kind auftreten, das stillt, ist die Wahrscheinlichkeit groß, dass die Brustwarzen wund sind. Daher muss in dieser Angelegenheit große Sorgfalt walten.

Sachets sind ein echter Luxus in den Schubladen der Babykommode. Die Beutel von Atkinson sind die besten, obwohl das Veilchen von Colgate sehr zart und angenehm ist. Legen Sie ein oder zwei zwischen die T-Shirts und einige zwischen die gestrickten Decken, aber meistens legen Sie sie in die Kleider, und stellen Sie sicher, dass Sie, wenn Sie ein sauberes Kleid oder Unterkleid herausnehmen, den Beutel nehmen und ihn in den Hals stecken Slip, der morgen getragen wird. Nichts kann attraktiver sein als ein sauberes, süß riechendes Baby, und *im Gegenteil* : Nichts ist ekelhafter als ein nasses, saures, kaltes, schreiendes Baby. Wenn er nass und sauer ist , wird er sicherlich kalte Füße und Hände haben und genauso sicher wird er weinen. Armes, kleines Ding! Es ist seine einzige Möglichkeit, seine Meinung über den Zustand seiner Toilette auszudrücken.

Es ist sehr hübsch, wenn das Baby frisch und sauber ist und ein feines Unterkleid mit Spitzenbesatz an den Ärmeln trägt, um das Handgelenk außerhalb des Ärmels mit einem Stück rosa oder blauem Band zu binden. Machen Sie eine schöne kleine Schleife und lassen Sie die Spitze wie eine Rüsche über die dicken kleinen Hände fallen. Achten Sie darauf, das Band nicht zu fest zu binden und halten Sie es sauber. Bei Verschmutzung oder Nässe nehmen Sie es direkt ab.

Ein Schoßschutz wird hergestellt, indem ein etwa 35 cm großes Stück Gummituch mit mehreren dicken alten Decken bedeckt wird. Um dies abzudecken , halten Sie ein paar Slips wie Kissenbezüge bereit, aus Leinen oder Baumwolle, schlicht oder ausgefallen, je nachdem, wie die Dame Zeit oder Geld hat. Stecken Sie den „Schutz" in seine Hülle und legen Sie ihn auf Ihren Schoß oder den einer anderen Person, die das Baby halten möchte, und er schützt perfekt vor jeglicher Nässe.

TABELLE ZUR SCHÄTZUNG DER WAHRSCHEINLICHEN SCHWANGERSCHAFTSDAUER

Zweihundertachtzig Tage, vierzig Wochen, zehn Mondmonate oder neun Kalendermonate werden hier als übliche Schwangerschaftsdauer geschätzt (der tatsächliche berechnete Durchschnitt beträgt 276-2/3 Tage). Der genaue Tag der Empfängnis (*nicht* der fruchtbare Koitus) kann nie genau bestimmt werden; Das einzige Datum, von dem an die Empfängnis datiert werden kann und der wahrscheinliche Entbindungstag mit einiger Wahrscheinlichkeit mit Sicherheit vorhergesagt werden kann, ist der erste Tag des letzten Menstruationsflusses, zuzüglich einer Woche (sieben Tage) für die durchschnittliche Dauer des Menstruationsflusses (mit ein paar Tage Vorsprung). Wir zählen neun Kalendermonate voraus und haben das ungefähre Datum der voraussichtlichen Entbindung. Die einfachste Methode besteht darin, sieben Tage zum ersten Tag des letzten Menstruationsflusses hinzuzufügen, drei Monate zurückzuzählen und ein Jahr hinzuzufügen, wenn wir das zukünftige Datum haben, an dem oder ungefähr wann mit der Entbindung gerechnet werden kann.

Eine *genaue* Schätzung ist nur eine Vermutung; Erfahrenere können Fehler von einer oder zwei Wochen in beiden Fällen machen, beispielsweise in Fällen, in denen die Empfängnis kurz vor der nächsten Menstruationsperiode erfolgte, die dann aber nicht eintrat.

Die vorliegende Tabelle ist nach dem obigen Prinzip aufgebaut, wobei die zweite Spalte den Tag der Beschleunigung darstellt, neunzehn Wochen nach Beginn der letzten Menstruation, zuzüglich sieben Tagen; und die dritte Kolumne noch zwanzig Wochen später. Der Zeitpunkt der Geburt ist noch variabler als der der Entbindung und liegt zwischen einer und vier Wochen.

Zwischentermine können festgelegt werden, indem in jeder Spalte die erforderliche Anzahl von Tagen hinzugefügt wird. Daher sollte für den 11. Januar in der zweiten Spalte der 31. Mai und in der dritten Spalte der 18. Oktober usw. stehen.

Beginn der letzten Beschleunigung. Gefangenschaft. Menstruation.

1. Januar.........20. Mai.........Okt. 8.
1. Februar.........20. Juni.........Nov. 8. 1. März.........18.
Juli.........Dez. 4. 1. April .... Aug. 18..........Jan. 6. 1.
Mai.........Sept. 17..........Februar. 5. 1. Juni .... Okt. 8..........8.
März. 1. Juli.........Nov. 17..........7. April. Aug. 1..........Dez. 18.
.... 8. Mai. Sept. 1..........Jan. 18..........6. Juni.Okt.
1..........Februar. 17..........8. Juli. Nov. 1..........20. März.........Aug. 8.
Dez. 1..........19. April.........Sept. 7.

ARTIKEL FÜR DEN GEBRAUCH DER MUTTER.

Vielleicht ist es nicht notwendig zu sagen, warum es besser ist, alte Laken für das Bett einer gebärenden Frau zu verwenden, aber ich wiederhole, dass alte Laken zu bevorzugen sind und wirklich neue, das heißt, nur einmal gewaschen, nie benutzt. Neue Handtücher sind natürlich zu beanstanden, da sie zu hart sind. Wenn der Patient ein raues Handtuch mag, verwenden Sie, sofern möglich, ein normales Badetuch. Achten Sie darauf, dass lose und nasse Enden des Waschlappens niemals über freiliegende Körperteile schleifen. Es ist eine gute Idee, Ihren Waschlappen in eine Tasche zu nähen, Ihre Hand hineinzustecken und ihn wie einen Fäustling anzuziehen. Ein Gummi- oder Faserschwamm ist zu bevorzugen. Behalten Sie einen für Gesicht, Hals, Arme und Hände und einen anderen für die Füße und Beine. Die Vulva lässt sich am besten mit einer Springbrunnenspritze, die als Spülung dient, und etwas sterilisierter Gaze, die um die Verbandszange gewickelt ist, baden. Die Gaze kann so oft wie nötig gewechselt werden und ist viel zufriedenstellender als alles andere, insbesondere wenn es zu einer Platzwunde gekommen ist.

Am nützlichsten ist das Quadrat aus Gummifolie mit einfacher Breite. Für die Umbettung des Bettes sollte man zuerst die breite Gummiplatte über die Matratze ausbreiten, darüber eine alte Decke legen und dann das Unterlaken; Platzieren Sie auf der rechten Seite des Bettes, wo die Frau höchstwahrscheinlich liegen wird, das Gummiquadrat, darüber die alten bequemen vier Doppelbetten und halten Sie alles mit einem Laken fest, das wie ein „Zuglaken" im Krankenhaus gefaltet ist. Dieser muss seitlich fest unter der Matratze verstaut sein. Es wird selten notwendig sein, das Unterlaken zu wechseln, wenn das Bett auf diese Weise gebaut ist und das Gummiquadrat zusammen mit dem bequemen und ausziehbaren Laken vorsichtig weggezogen wird, wenn es an der Zeit ist, den Patienten nach der Geburt sauber und trocken zu machen . Es ist jetzt ein guter Plan, dieses Quadrat in zwei Teile zu reißen und ein Teil in den ersten Tagen direkt unter der weißen Auslosungsdecke zu lassen. Das spart viel Wäsche.

Eine alte Decke und eine kleine Decke sind für alles Mögliche von unschätzbarem Wert – zum Beispiel zum Ausbreiten über Schultern und Brust beim Anlegen des Verbandes; zum Aufwärmen und Einwickeln der Füße und Beine, wenn diese Anzeichen von Kälte zeigen; Ein Knie und einen Teil des Körpers zu bedecken, wenn man die Mundspülung benutzt, was bei *einer* Platzwunde eine heikle Angelegenheit ist, wie jede Krankenschwester weiß. Falten Sie diesen unschätzbaren und ständigen Freund immer zusammen und legen Sie ihn an einen praktischen, aber unauffälligen Ort. es *ist* ein Freund, und zwar ein guter; Aber es ist kein schöner Anblick, und andere, die seine Vorzüge nicht kennen, würden Sie für unordentlich halten, wenn es an einem auffälligen Ort wäre. Die Füllspritze ist absolut unverzichtbar; Und obwohl es unnötig groß erscheinen mag, halte ich eine 4-Liter-Tasche für besser als alle kleineren Größen. Natürlich brauchen Sie nie vier Liter in der Tüte, aber es ist viel einfacher zu handhaben und die Gefahr, dass etwas überläuft, ist viel geringer, wenn Sie eine große Tüte haben und diese nur zur Hälfte oder zu drei Vierteln füllen. Außerdem erhält man viel mehr Kraft, wenn man mehr Wasser im Beutel hat, man muss nicht alles aufbrauchen. Eine Davidson-Spritze eignet sich sehr gut für einige Dinge, für die eine Füllspritze nicht verwendet werden kann. Öleinläufe zum Beispiel, auch Nährstoffeinläufe. Achten Sie nach einem Öleinlauf darauf, Ihre Spritze *gründlich* mit einer starken Lösung aus Waschsoda oder Ammoniak zu waschen, sonst wird das Gummi des Kolbens und des Schlauchs klebrig und Ihre Spritze wird völlig beschädigt. Das Papierbecken ist sehr leicht und einfach zu handhaben und ist einem großen Porzellangefäß weit vorzuziehen , das leicht aus warmen, nassen und rutschigen Händen rutschen kann.

Ich frage mich oft, dass die in vielen Dingen so vernünftigen Frauen unserer Zeit die Mode der kurzen Nachthemden, für die sich unsere Großmütter in dieser Zeit immer selbst sorgten, hätten aufgeben sollen. Ich erinnere mich, dass ich eine Dame gefragt habe, was sie für ihr erstes Baby und für sich selbst zum Zeitpunkt der Geburt brauchen würde, wenn sie darüber sprach, ob sie nicht etwas Kurzes und Schlichtes hätte, das sie tragen könnte. Sie sah einen Moment lang sehr nachdenklich aus und sagte dann, dass sie glaubte, *ein* Nachthemd zu haben, das am unteren Ende weder Rüschen noch Stickereien aufwies. Das könnte sie tragen. Es liegt sicherlich nicht an sparsamen Motiven, dass unsere wohlhabenden Patienten diese äußerst sinnvolle Kleidung nicht tragen. Ich denke, sie wissen nichts über sie und sollten sich ihre Tugenden erklären lassen. Ich denke, dass diesem Kleidungsstück eine Tasche hinzugefügt werden könnte, und das wäre ein echter Trost für eine Frau. Ich weiß, dass es an eine Krankenschwester geht, die normalerweise ein Dutzend Mal am Tag das immer verlorene Taschentuch auftreiben muss . Männer haben immer Taschen im Nachthemd und sind nicht halb so krank wie Frauen. Ich frage mich, warum Frauen diesen höchst vernünftigen Brauch nicht nachahmen. Wenn Ihre Patientin nicht zulässt, dass Sie eines ihrer alten Nachthemden abschneiden, müssen Sie natürlich die langen verwenden und diese so oft wie nötig wechseln.

Bandagen sollten immer aus weichem, ungebleichtem Musselin bestehen; Doppelt ist am besten, obwohl ich sie einfach gefaltet und gesäumt habe, aber doppelt sind sie fester. Sie sollten breit genug sein, um bis zu den großen Trochantern zu reichen, und bis zu einer Stelle zwei Zoll über dem Nabel;

lange genug, um der Frau zu passen, bevor sie schwanger wurde. Sie hat wahrscheinlich ein gewisses Maß oder könnte es von ihrer Schneiderin bekommen. Bei Frauen gibt es so viele Unterschiede, dass es schwierig ist, ein genaues Maß in Zoll anzugeben, aber Sie können mit einem Verband von 50 Zoll Länge beginnen, und wenn die Enden zu lang sind, schneiden Sie sie ab, schlagen Sie die Kanten des Tuchs ein und legen Sie es darüber ordentlich.

Heutzutage werden einer gebärenden Frau nur noch selten Hebammen oder Bandagen angelegt, aber falls sie verwendet werden sollen, gebe ich die beste Art an, die ich kenne. Manchmal werden sie auf Bestellung angefertigt, aber ich wusste nie, dass eines davon passt oder sich gut waschen lässt.

Die Art und Weise ihrer Anwendung wird selbstverständlich in den Schulen gelehrt. Das Pflegepersonal sollte immer vom Arzt oder dem potenziellen Patienten wissen, ob Binden getragen werden sollen, und ihm Anweisungen zur Herstellung dieser Binden geben. Vier oder sechs werden ausreichen.

Bei Bedarf sollten zwei bis drei Meter weicher, ungebleichter Musselin für Brustverbände bereitgestellt werden. Ein sechsschwänziger Verband ist meiner Meinung nach für diesen Zweck am besten geeignet. Reißen Sie die ersten beiden „Schwänze" bis auf drei Zoll von den anderen ab, und diese werden über die Schultern geführt, und durch die Befestigung an anderen, die über den Brüsten angebracht werden, bleibt die gesamte Bandage an Ort und Stelle.

Es ist nicht notwendig, von den Servietten oder Unterlagen zu sprechen; Diese sind universell einsetzbar und leicht zu kaufen, sterilisiert und gebrauchsfertig. Die Sterilisation wird in den Schulen so ausführlich gelehrt, dass ich die Beherrschung dieses Fachs als selbstverständlich ansehe.

Es sollte immer ein Desinfektionsmittel oder Antiseptikum zur Hand sein.

Carbolsäure I-30, Platt-Chloride, Kalipermanganat oder etwas, das den Zweck erfüllt; Quecksilberbichlorid usw. Sie müssen vom Arzt herausfinden, welches er bevorzugt und in welcher Stärke.

Ihre zukünftige Patientin aufsuchen und sie Ihnen das Zimmer zeigt, das sie voraussichtlich einnehmen wird, nach einem Teppich Ausschau hält, den Sie bei Bedarf auf die falsche Seite wenden können ausbreiten und an der Seite des Bettes ausbreiten. Manche Ärzte machen ihre Arbeit sehr ordentlich, aber manche sind – nun ja, vielleicht sollte ich es besser nicht sagen; Wir dürfen die Ärzte nicht kritisieren .

Aber manchmal ist es am besten, den Boden zu schützen. Es gibt der Pflegekraft ein unbeschreibliches angenehmes Gefühl, zu wissen, dass der Teppich, egal was passieren mag, nicht ruiniert wird.

XII
ZUM WASCHEN DES BABYS

Stellen Sie zunächst alles bereit, was Sie für das Bad und das anschließende Ankleiden benötigen. Legen Sie die Kleidung geordnet über eine Stuhllehne vor einem offenen Kamin oder über einen Heizkörper, oder füllen Sie Flaschen mit heißem Wasser, wenn es nicht besser ist, oder besorgen Sie sich einen Beutel mit heißem Wasser, füllen Sie ihn und legen Sie ihn *darüber* Ordnen Sie die Kleidungsstücke in der Reihenfolge an, in der Sie sie benötigen. Beginnen Sie den Stapel mit dem Kleid und schließen Sie das Band als letztes ab. Halten Sie *zwei* große, weiche Handtücher bereit und halten Sie sie warm. Wenn möglich, tragen Sie eine Schürze aus Gummistoff, die Sie um die Taille binden. Halten Sie an Ihrer Seite auf dem Boden eine kleine Decke bereit, die Sie bei Bedarf über die Gummischürze legen können. Stellen Sie Ihren Babykorb so auf, dass Sie ihn erreichen können. Stellen Sie sicher, dass er alles enthält, was Sie brauchen: Schwamm, Seife, Puder, Nadeln, Vaseline usw. und ein oder zwei zusätzliche Windeln. Nehmen Sie nun die Wanne (Dose) und gießen Sie das Wasser hinein, bis es etwa zehn Zentimeter hoch ist. Lassen Sie das Wasser nicht wärmer als 100 Grad F sein. Badethermometer werden hergestellt, die recht günstig und sehr praktisch sind; Eines sollte immer zur Hand sein, denn keine Krankenschwester sollte jemals ihrem Gefühl trauen, ob das Wasser heiß genug ist oder nicht. Testen Sie Wasser, das für Kranke oder Empfindliche verwendet werden soll, immer mit einem Thermometer. Ein weiterer Punkt, auf den eine Krankenschwester besonders achten sollte, ist, darauf zu achten, dass ihre Hände warm sind, bevor sie das Baby nimmt, da ihre kalten Hände auf seiner warmen Haut es sicherlich zum Schreien bringen werden.

Wenn nun alles bereit ist, nehmen Sie das Baby und setzen Sie sich zu ihm, breiten Sie dabei die Decke über Ihre Knie aus und stellen Sie die Wanne direkt vor sich auf einen anderen Stuhl. Zum Waschen eignet sich am besten der Schwamm, aber auch ein Stück alter Tischdamast eignet sich sehr gut. Waschen Sie zuerst sehr sorgfältig die Augen, dann das Gesicht und trocknen Sie es auf dem Handtuch ab. Halten Sie nun den Kopf des Babys über die Wanne und waschen Sie ihn gründlich mit Seife auf Ihrer bloßen Hand. Spülen Sie ihn anschließend gründlich mit viel Wasser ab, wobei Sie die linke Hand immer unter Kopf und Hals halten. Nehmen Sie ihn wieder auf Ihren Schoß und trocknen Sie seinen Kopf gründlich ab. Waschen und trocknen Sie dann sorgfältig die Ohren.

Wenn Sie so weit gekommen sind, können Sie das Baby vollständig ausziehen, wobei Sie äußerst vorsichtig sein müssen, sich aber keine unnötige Zeit nehmen. Wenn er bereit für die Wanne ist, fassen Sie ihn fest mit der rechten Hand, lassen Sie das Gesäß in der Handfläche ruhen, die Finger sind gespreizt und der Daumen reicht fast bis zum Schambein. Halten Sie mit der linken Hand Kopf und Schultern fest. Senken Sie ihn *ganz* vorsichtig ins Wasser. Jede plötzliche Bewegung ist äußerst schädlich, da ein Baby niemals weinen darf, wenn das Band nicht anliegt, sofern dies vermieden werden kann. Er streckt oft beide Hände aus, als wollte er etwas festhalten. Wenn er gleichzeitig Angst zu haben scheint und heftig weint, lassen Sie das Gesäß auf dem Boden der Wanne ruhen und halten Sie beide mit der rechten Hand fest, dann wird es getröstet.

Ich finde es gut, den ganzen Körper mit der bloßen, gut eingeseiften Hand zu waschen. Achten Sie darauf, dass Sie das Baby unter den Armen, in den Ellbogenbeugen, in den Leistengegenden und unter den Knien waschen, es mit dem Waschlappen oder Schwamm abspülen, und nun ein warmes Handtuch auf Ihren Schoß legen und das Baby so aufnehmen, wie Sie es sind Setzen Sie ihn langsam und ohne Erschütterung hinein und legen Sie ihn in das warme Handtuch. Legen Sie das zweite über ihn, ziehen Sie die Decke darüber und wickeln Sie ihn warm und kuschelig ein. Legen Sie Ihre Hand in die Decke und trocknen Sie ihn ab. Dies kann einfach und schnell durchgeführt werden, ohne dass das Kind überhaupt entblößt werden muss. Führen Sie die Hand mit einer leichten Druckbewegung über jeden Arm und jedes Bein sowie über die Vorderseite des Körpers. Wenn dies erledigt ist, müssen Sie die Decke abnehmen, das obere Handtuch nehmen und alle Falten sorgfältig trocknen und überall pudern, besonders wenn es sehr fett ist. Gehen Sie bis zum tiefsten Punkt jeder Falte vor und stellen Sie sicher, dass sie trocken und gepudert ist. Legen Sie über den Nabel eine Kompresse aus saugfähiger Baumwolle, es sei denn, das Kind ist älter als vier Wochen, und darüber das Band, das ungesäumt und breit genug sein sollte, um von der Hüfte bis zur Achselhöhle zu reichen. Legen Sie die Handfläche Ihrer rechten Hand fest auf Band und Polster und drehen Sie das Kind vorsichtig um. Halten Sie dabei Ihre rechte Hand ruhig unter dem Kind. Entfernen Sie mit der linken alle feuchten Handtücher und glätten Sie dann das Band, das an einer Seite zerknittert ist. Halten Sie Ihre Knie eng beieinander. Nehmen Sie nun die rechte Hand weg und achten Sie darauf, dass sich die Knie des Babys auf der rechten Seite Ihres Knies befinden und die Ellbogen weit über der anderen Seite Ihres Schoßes liegen. Jetzt haben Sie das Baby dort, wo es treten kann, aber es kann sich nicht winden oder von Ihrem Schoß springen. Stellen Sie sicher, dass der Rücken trocken ist, reiben Sie ihn ein wenig mit der Hand und pudern Sie ihn. Schauen Sie genau in das tiefe Grübchen direkt am Steißbein und prüfen Sie, ob es sauber ist. Stecken Sie das Band nun fest, aber nicht zu fest fest. Verwenden Sie die kleinsten Sicherheitsnadeln und stecken Sie sie niemals direkt über den Rücken. Manchmal ist der Bauch sehr groß und es ist notwendig, am unteren Rand des vorderen Bandes zwei kleine Biesen zu machen, damit es gut sitzt.

Während das Baby noch auf dem Bauch liegt, legen Sie die Windel ein, als nächstes das Hemd, das vorne offen sein sollte, und die Fixierdecke. Legen Sie alles so hin, wie es sein sollte, was den Rücken betrifft, und drehen Sie es um. Achten Sie dabei darauf, dass alle Kleidungsstücke an Ort und Stelle bleiben. Wenn er zu Wundscheuern neigt oder der Stuhlgang in irgendeiner Weise irritierend ist, verwenden Sie Vaseline für das Gesäß. Stecken Sie nun die Ärmel in die Ärmel des Hemdes und binden oder knöpfen Sie es zu, und stecken Sie dann den Unterrock oder die Decke fest. Legen Sie eine zusätzliche, mehrfach gefaltete Windel unter ihn und falten Sie die Decke mit Stecknadeln nur in drei Hälften, ziehen Sie den Saum bis zur Taille hoch und stecken Sie sie fest.

Das Kleid wird zuerst mit den Füßen angezogen. Ziehen Sie es über die Steckdecke, führen Sie die rechte Hand unter das Gesäß und ziehen Sie das Kleid mit der linken an seinen Platz, stecken Sie die kleinen Hände in die Ärmel und ziehen Sie es perfekt gerade und glatt über die Brust. Führen Sie nun den Zeigefinger der linken Hand in alle Kleidungsstücke ein, beginnend am Hals, bis Sie das Band (das erste Kleidungsstück) finden. Nehmen Sie eine kleine Sicherheitsnadel oder eine kleine Ziernadel und stecken Sie alles gründlich fest. Diese letzte Nadel halte ich für am notwendigsten, da sie das Kleid, das Hemd, das Band und alles an Ort und Stelle hält. Drehen Sie das Baby noch einmal um und stecken Sie eine ähnliche Nadel in die Rückseite des Kleides. Achten Sie dabei sehr darauf, an das Band zu gelangen. Während sich das Baby in dieser Position befindet, legen Sie die Decke, die es tagsüber trägt, über es, und drehen Sie es ein letztes Mal herum, und es wird gewaschen und angezogen, bis auf seinen Mund, der sorgfältig mit sauberem, warmem Wasser oder Borax gewaschen werden muss Wasser. Dies sollte auch mehrmals täglich durchgeführt werden, wenn der Mund wund ist, und stets sorgfältig auf weiße Flecken auf Lippen, Wangen und Zunge achten. Wenn das Baby Haare zum Bürsten hat, ist es gut, diese zu bürsten. Dadurch sieht er sehr schlau aus, aber wenn er müde oder schläfrig ist, belästigen Sie ihn nicht. Das Waschen und Ankleiden sollte nicht länger als zwanzig Minuten in Anspruch nehmen, ich habe es in fünfzehn Minuten getan, in denen sich das Baby sehr gut benommen hat.

Stellen Sie sicher, dass der Raum warm ist und dass Fenster und Türen geschlossen bleiben. Lassen Sie nicht zu, dass bewundernde Verwandte kommen und gehen und dabei die Türen öffnen und schließen. Wenn sie die Operation sehen wollen, lassen Sie sie kommen und bleiben. Ein Baby sollte niemals in einer Wanne gebadet werden, bis der Nabelstumpf entfernt und der Nabel gesund und kräftig ist. Wenn Sie dazu neigen, den Nabel zu schmollen, waschen Sie das Kind auf Ihrem Schoß und nehmen Sie das Band erst ab, wenn der Rest des Babys vollständig gewaschen, getrocknet und gepudert ist. Nehmen Sie dann Band und Kompresse ab und legen Sie so schnell wie möglich neue an. Drehen Sie das Kind und stecken Sie es wie zuvor beschrieben fest.

Beim Ausziehen der Kleidung ist es überhaupt nicht notwendig, das Kind umzudrehen, das Band ist das Einzige, was hinten festgesteckt ist.

Hinweis: Diese Bademethode eignet sich für ein normal gesundes Kind ab dem Alter von einer Woche bis zum Alter von sechs Monaten oder älter.

Solange sich der Nabelschnurstumpf nicht gelöst hat, sollte ein Baby niemals in die Wanne gelegt werden. Wenn nach dem Ablösen des Stumpfes eine Vorwölbung oder sogar eine geschwürige Erscheinung an der Nabel zu erkennen ist, ist es am besten, das Kind auf Ihrem Schoß zu baden. In all diesen Fällen ziehen Sie das Baby wie zuvor beschrieben aus, bis Sie zum Band (Flanell-Bauchband) kommen. Waschen, spülen, wischen und pudern Sie ihn und achten Sie dabei darauf, dass alle Teile absolut sauber und trocken sind. Wenn das Band verschmutzt oder faltig ist oder in irgendeiner Weise außer Form ist, entfernen Sie es und legen Sie ein neues an. Schauen Sie dabei jeden Tag, nach drei Tagen, nach, ob sich der Stumpf gelöst hat und ob er noch festsitzt achten Sie darauf, es in keiner Weise zu stören. Bringen Sie das frische Band sofort an. Drehen Sie das Baby auf den Bauch und waschen und reiben Sie den Rücken sanft mit Ihrer warmen Hand, wenn der Rücken frei liegt. Wenn das Band nicht gewechselt werden muss, lösen Sie es, reiben Sie die Rückseite, stecken Sie es wieder fest und ziehen Sie es wie zuvor an. Wenn die Nabelschnur einigermaßen gelöst ist und der Nabel glatt und sauber ist, können Sie das Baby ganz vorsichtig, langsam und vorsichtig in die Wanne legen. Bedenken Sie dabei, dass eine plötzliche Bewegung Ihrerseits es tatsächlich immer zum Schreien bringen kann und Schreien ohne angelegtes Band oder Kompresse ist bei einem Baby eine sehr häufige Ursache für einen Nabelbruch. Wenn die Nabelschnur bei der Geburt des Kindes klein ist, ist die Gefahr eines Leistenbruchs geringer, wenn sie jedoch groß ist, dann ist Vorsicht geboten! Es wird nicht immer Ihre Schuld sein, wenn der Nabel des Babys nicht klein und flach ist, wenn Sie Ihren Koffer verlassen, aber Sie werden immer dafür verantwortlich gemacht, wenn das nicht der Fall ist. Achten Sie jeden Morgen beim Baden des Kindes sorgfältig darauf, ob ein Nabelvorsprung vorliegt, und melden Sie ihn umgehend Ihrem Arzt, wenn er vorhanden ist, egal wie gering er ist. Dies ist jedoch nicht der richtige Ort, um einen Nabelbruch zu behandeln, und wir werden mit dem Waschen fortfahren. Wenn die Haut des Kindes sehr empfindlich ist und leicht scheuert, waschen Sie es nach jedem Urinieren mit kastilischer Seifenlauge, spülen Sie es aus und trocknen Sie es sorgfältig ab , sowie wenn Sie ihn baden. Puder mit Talkumpuder. Manchmal hilft kein Puder, dann versuchen Sie es mit Vaseline . Wenn das nicht hilft, fragen Sie Ihren Arzt, ob Sie es mit einer Zinkoxidsalbe versuchen können. Normalerweise ist äußerste Sorgfalt beim Waschen, Trocknen und Pudern ausreichend, sie muss jedoch bei jedem

Windelwechsel durchgeführt werden. Hier, wie auch in anderen Dingen, ist ewige Wachsamkeit absolut notwendig.

Wenn das Baby etwa zwei oder drei Wochen alt ist, empfiehlt es sich, etwas Alkohol in das Badewasser zu geben – etwa zwei bis drei Unzen zur Wassermenge, die beim Baden verwendet wird. Nehmen Sie für das Gesicht eine kleine Schüssel mit kühlerem Wasser (70 bis 80 Grad) und fügen Sie nach dem Waschen auch einen Esslöffel Alkohol für den Kopf hinzu. Es hilft, die Haut zu stärken und verhindert, dass das Baby so schnell erkältet.

Wenn das Baby große Angst zu haben scheint, wenn es in die Wanne gelegt wird, breiten Sie ein Badetuch oder eine kleine dünne Decke darüber aus und lassen Sie es von jemandem an den Händen halten, damit es nicht so wild an allem festhält, und lassen Sie es dann mit Handtuch und ... ins Wasser alles, und er wird es nicht so sehr bemerken.

Ich kenne keinen Ort, an dem die Geschicklichkeit im Umgang so von Vorteil ist wie bei einem Baby. Er weiß genau, ob er richtig behandelt wird oder nicht, und sein ärgerlicher Schrei oder seine heftigen Schreie verraten Ihnen sofort, ob er sich unwohl fühlt.

Lassen Sie mich alle, die dies lesen, noch einmal auf die Notwendigkeit aufmerksam machen, alles, was mit der Wanne und dem anschließenden Ankleiden zu tun hat, warm zu halten. Alles, was kalt ist, wird das Kleine zum Schreien bringen, und ich denke, alle Krankenschwestern werden mir zustimmen, dass es keine nervösere Arbeit gibt, als ein Baby zu waschen und anzuziehen, das schreit (und wenn es einmal anfängt, ist es nur allzu geneigt, damit weiterzumachen). während der gesamten Zeit). Dies gilt insbesondere dann, wenn eine schwache, unwissende Mutter durch den Lärm nervös wird oder eine liebevolle Großmutter umherschweift , Bemerkungen über „neue Modetrends" macht und sich fragt, warum dieses Kind weinen sollte, wenn seine Mutter immer so gut war Baby, in ihrer Badewanne.

Nun zur Zeit, ein Baby zu waschen. Der Morgen ist zweifellos die richtige Zeit, aber wenn das Baby noch sehr jung ist (weniger als zwei Wochen) und nachts wach war, würde ich ihm seinen Mittagsschlaf gönnen, auch wenn es Sie verzögert und Ihren Arbeitsplan beeinträchtigt. Wenn er schläft , fühlt er sich wohl und sollte nicht gestört werden, es sei denn, es liegt ein schwerwiegenderer Grund als das Bad vor. Dies für Babys in der Privatpraxis. Krankenhausbabys können nicht so liebevoll betreut werden. Wenn an einem Morgen zehn oder elf zu waschen sind, wählen Sie natürlich die wachen aus, so weit Sie können, aber es wird immer ein oder zwei schläfrige, warme Kleine geben, bei denen es Ihnen weh tut aus Gewissensgründen, wenn Sie beginnen, ihre Gesichter zu waschen, aber die Arbeit drängt so sehr, dass sie getan werden muss.

Ein Baby sollte nicht unmittelbar nach dem Stillen oder wenn es hungrig ist, gebadet werden. Dennoch schlafen die meisten kleinen Babys an der Brust ein und wachen oft erst auf, wenn sie wieder zum Essen bereit sind. Dies scheint ein schwieriges Problem darzustellen, und ich weiß, dass es nicht immer einfach ist, genau den richtigen Zeitpunkt auszuwählen, aber ich denke, der beste Weg ist dieser.

Wenn das Baby an der Brust gestillt wird, teilen Sie der Mutter mit, dass Sie das Kind nach dem Stillen waschen möchten und es nicht schlafen lassen möchten. Sie kann es verhindern und ihn für die zwanzig Minuten oder eine halbe Stunde behalten, die nach dem Essen nötig ist, damit Sie in der Zwischenzeit Zeit haben, alles für das Bad vorzubereiten. Es ist ein großer Fehler, ein Baby zu baden, wenn es hungrig ist. Vom Anfang bis zum Ende der Aufführung schreit er nach seinem Essen, zögert gelegentlich, wenn etwas Warmes seinen Mund berührt, und sehnt sich sehnsüchtig nach seinem Essen, nur um seine Schreie zu verdoppeln, wenn er nicht satt wird. Nichts ist in seinen Bemühungen so beharrlich wie ein hungriges Baby. Befriedigen Sie zuerst seinen Appetit und warten Sie eine angemessene Zeit, waschen Sie ihn geschickt und schnell, und wenn Sie fertig sind, wird er so schläfrig sein, dass Sie ihn in sein Bett legen können und er wird gleich einschlafen, wenn Sie können Sammeln Sie alle verschmutzten Kleidungsstücke und die allgemeine „Unordnung" des Badevorgangs ein und verlassen Sie den Raum wieder aufgeräumt .

Und gerade hier möchte ich etwas über das Waschen der Babykleidung sagen. Natürlich gehen die Kleider oder Slips, Röcke und Windeln in die Wäscherin. Beginnen Sie jeden Morgen mit einem völlig neuen, also frisch gewaschenen Satz Windeln. Sammeln Sie alles ein, was Sie in den letzten 24 Stunden benutzt haben, und lassen Sie es waschen. Vielleicht dürfen sie nicht gebügelt werden, aber sie sollten alle vierundzwanzig Stunden gewaschen werden, auch wenn man es selbst tun muss, und ich glaube nicht, dass eine Krankenschwester jemals dazu gerufen werden sollte, dies zu tun. Trotzdem würde ich es lieber tun, als immer wieder eine Windel zu benutzen.

Aber ich möchte besonders von den kleinen Hemden sprechen. Ich denke, die Krankenschwester sollte diese waschen, auch die Socken, wenn sie sie brauchen, und die gestrickten Schals, die die meisten Babys tragen. Dies erfordert sehr wenig Zeit, und wenn Sie wissen, wie, können Sie es viel besser machen als jede Wäscherin. Der beste Weg, diese Dinge zu waschen, ist in kaltem Boraxwasser, und wenn das Baby an einer Stelle erbrochen hat, geben Sie ein wenig trockenes Boraxpulver auf (die Stelle ist nass) und reiben Sie es ein. Waschen Sie es dann, indem Sie es eintauchen ins Wasser und drückt es heraus. Wiederholen Sie dies immer wieder, bis das Kleidungsstück sauber ist. In klarem, kaltem Wasser abspülen und in einem Handtuch so trocken wie möglich auswringen. Ziehen Sie es dann in Form und legen Sie es zum

Trocknen auf ein sauberes Handtuch. Es ist eine gute Idee, es auf ein gefaltetes Handtuch über ein halb geschlossenes Register zu legen und eine einzelne Handtuchfalte darüber zu legen. Es wird sehr bald trocknen. Wenn Sie einen gestrickten Schal für Ihr Baby waschen, achten Sie beim Auswringen sehr darauf. Legen Sie ein großes Handtuch (am besten ein Badetuch) flach hin, drücken Sie den größten Teil des Wassers aus der Decke, legen Sie es vorsichtig auf das Handtuch, rollen Sie beides zusammen und wringen Sie es sehr fest aus. Wenn dieses Handtuch nass wird, nehmen Sie sich einen Moment Zeit. Wenn Sie zufrieden sind, dass es so trocken wie möglich ist, legen Sie es auf einem gefalteten Blatt auf dem Boden in einem nicht oft genutzten Raum aus und ziehen Sie es in seine ursprüngliche Form und Größe.

Alles aus Germantown-Wolle dehnt sich furchtbar, aber man kann es so arrangieren, wie es sein sollte. Hier und da wird es struppig und am ganzen Körper struppig aussehen , aber wenn es trocken ist, wird es ganz schön schrumpfen. Hängen Sie es nur nicht auf, und wenn es trocken ist, werden Sie überrascht sein, dass es wie neu aussieht. Wenn Sie schon einmal vorher befragt werden, was für das Baby schön wäre, setzen Sie Ihre ganze Beredsamkeit gegen *jede* Farbe ein, die in diese gestrickten Tücher eingearbeitet wird. Germantown-Wolle ist am besten zu verwenden, und Glattstrick oder Briochestich ist am besten zum Tragen und Waschen, und diese Dinge müssen mit äußerster Sorgfalt gewaschen werden. Beim schönsten Baby werden sie schmutzig, und die zarten Blau- und Rosatöne werden beim Waschen zu den hässlichsten Wracks. Weisen Sie Ihren Patienten daher an, diesen ersten einfachen, kleinen, bequemen Tüchern keine Farbe zu verleihen. Sie sollten einen Meter lang und etwa drei Viertel breit sein. Sie brauchen nur zwei oder drei, und verwenden Sie keine der schicken Decken, die Ihnen Freunde geschickt haben. Bewahren Sie diese zusammen mit ein oder zwei Beuteln in einer praktischen Schublade auf und nehmen Sie sie niemals heraus, es sei denn, das Baby soll für eine kurze Präsentation vor einem Freund sehr gut aussehen. Diese zarten, ausgefallenen Kleinigkeiten sind ruiniert, wenn sie einmal durchnässt oder erbrochen sind, und es sollte Ihr Ziel sein, alles so gut zu hinterlassen, wie Sie es vorgefunden haben, wenn Sie das Haus verlassen. Nachdem Sie gegangen sind, wird die liebevolle Mama noch genügend Zeit haben, all die hübschen Dinge zu verwöhnen, und wenn sie das tut, wird sie es immer mehr zu schätzen wissen, dass Sie sich darum kümmern.

XIII
DAS TAL DES SCHATTEN

Ich gehe davon aus, dass sich keine Krankenschwester bewusst dafür entscheidet, zu einem unheilbaren Fall zu gehen, doch die meisten von uns, die private Krankenpfleger waren, haben sich schon einmal dabei ertappt, dass sie sich um jemanden kümmern, der langsam und schmerzhaft von Tag zu Tag dem großen Ende näherkommt. Wir sind wegen einer akuten Krankheit vielleicht ein paar Wochen dort geblieben, aber die Symptome haben sich verändert, und statt einer Genesung steht uns ein langer, langsamer Niedergang bevor. Die Krankenschwester hat das Gefühl, dass sie gebraucht wird, und beschließt, zu bleiben und zu tun, was sie kann für den armen, versagenden Körper, und so ziehen sich die Wochen in der schrecklichen Monotonie dieses einen Krankenzimmers hin, bis wir das Gefühl haben, dass wir von der echten Pflegewelt ausgeschlossen wurden, dass wir mit unserem Patienten auf einer Insel des Schmerzes gestrandet sind, dass es keine Aussicht außer dem einen schrecklichen Tal gibt, kein bewegliches Objekt außer dem Fluss des Todes und keine Hoffnung für das Leben, das wir beschützen. Mit jeder Woche verrosten wir immer mehr in unserer schwer erlernten chirurgischen Technik, verlieren immer mehr den Kontakt zu denen, die zu einem Patienten nach dem anderen kommen und gehen, und die nicht unnatürlicherweise mit so und so vielen Siegen über den Feind selbst rechnen Wir wissen, dass wir das Leben, für dessen Rettung wir kämpfen, überwinden werden. Doch wir sind uns darüber im Klaren, dass all unsere Sorgfalt niemals zum Sieg führen wird und dass all unser Können nur dazu beitragen kann, den holprigen Weg zu ebnen, den die Füße allein beschreiten müssen. Die endlose Wiederholung der gleichen Symptome ist ermüdend, die einzig mögliche Variation ist ein neuer Schmerz, der auf ein anderes Stadium in der Entwicklung der Krankheit hinweist. Eine Besserung macht uns kaum Freude, da wir wissen, dass sie nur vorübergehend ist und möglicherweise eine Verschlimmerung der Probleme folgt.

Oft dauert die eigentliche Pflege nur einen Teil des Tages, dieser Teil ist jedoch so notwendig, dass die Anwesenheit der Pflegekraft zwingend erforderlich ist. In der restlichen Zeit gibt es wenig zu tun, außer vielleicht, die nachlassende Kraft zu bewachen, vor ungünstigen Zufällen zu schützen, die den schwachen Faden zerreißen könnten, der den Geist noch immer an die Erde bindet. Wahrscheinlich muss das Schlafzimmer aufgeräumt und die Kleidung der Patientin gepflegt werden, und die Krankenschwester hat das Gefühl, dass sie zur Dienerin verkommen ist.

Wer eine solche Erfahrung gemacht hat und bis zum Ende mutig bei seiner Patientin geblieben ist, hat eine Ausbildung durchlaufen, die härter ist als alle anderen in ihrem Krankenhausleben, und sie hat ein neues Diplom erworben.

Es gibt einige Dinge, die die Krankenschwester tun kann, um diese dunklen Tage aufzuhellen, einige Dinge, die sowohl ihr selbst als auch ihrem Patienten helfen können, und diese werde ich versuchen zu zeigen.

Erstens ist es gut, Ihren Fall aus pathologischer Sicht zu untersuchen. Informieren Sie sich über die Vererbung, die Art und Weise des täglichen Lebens, die erste Manifestation der Krankheit, welche Umstände dazu geführt haben, wie sie behandelt wurde, welchen Erfolg die Behandlung zu haben schien, welche Symptome jetzt zu beobachten sind und welche Komplikationen aufgetreten sind und ihr Einfluss auf die ursprüngliche Krankheit. Es könnte eine sorgfältige Anamnese erstellt werden, die alle diese Punkte berücksichtigt, und wenn neue Symptome auftreten, sollten diese beobachtet und notiert werden. All dies sollte wertvoll sein und eines Tages dazu beitragen, jemandem , der gerade erst den gefürchteten Weg eingeschlagen hat, zu zeigen, wie er eine mit Sicherheit tödliche Krankheit vermeiden kann. In den langen Stunden, in denen die Krankenschwester das Gefühl hat, ihre Zeit zu verlieren, könnten viele wertvolle Arbeiten geschrieben werden, wenn sie ihren Fall intelligent studieren und die Geschichte der Krankheit, ihre Ursache und die Art und Weise, wie sie bekämpft wird, aufschreiben würden.

Wenn es möglich wäre, könnte der Krankenschwester vielleicht ein- oder zweimal pro Woche ein Teil eines Tages erspart bleiben, und sie könnte in die Ambulanz ihres Krankenhauses oder in eine Apotheke gehen und eine Arbeit erledigen, die ein wenig Erfolgsgefühl mit sich bringt Es; Die Arbeit in einer Babymilchstation oder fast jede der zahlreichen Wohltätigkeitsaktivitäten würde jemanden beruhigen und erfrischen, der seit Monaten mit demselben Patienten zusammen ist.

Zweitens als psychologische Studie. Wir alle wissen, dass wir sterben müssen, wir haben das Gefühl, dass wir jeden Tag mit Menschen sprechen, die vielleicht in zwölf Monaten nicht mehr am Leben sein werden; Aber wir sind nicht wirklich sicher, ob wir selbst oder einer unserer Freunde so bald tot sein werden, und wir handeln und reden gewöhnlich so, als würden wir alle auf unbestimmte Zeit weiterleben. Deshalb ist es eine sehr feierliche Sache, eng mit jemandem verbunden zu sein, von dem wir wissen, dass er dem Leben nach dem Tod immer näher kommt. Ob der Kranke es weiß oder nicht, die Krankenschwester weiß es, und solch einen muss man mit besonderem Interesse betrachten.

Sie ist der Erkenntnis des großen Geheimnisses so nahe. Sie wird so bald diejenigen wiedersehen, die zuvor gegangen sind. Die gegenwärtige Hilflosigkeit wird auf wunderbare Weise zum ewigen Leben werden. Je näher das Ende rückt, desto näher kommt es, als könnte man vielleicht eine Botschaft an einige unserer geliebten Menschen senden, die schon einmal von uns gegangen sind: „Wenn Sie einige meiner Lieben an diesem anderen Ufer sehen, überbringen Sie ihnen einen liebevollen Gruß von mir und sagen Sie ihnen, dass ich versuche, so zu leben, wie sie es von mir erwarten würden." Ein solcher Gedanke zittert auf der Zunge, so nah scheint uns das Unsichtbare zu kommen.

Wie gering erscheinen angesichts dieser Dinge die Gedanken an unsere eigene Würde. Bei uns dreht sich alles um *Service*, und Service ist das, wofür wir geschaffen sind.

„Ich gehe diesen Weg nur einmal. Wenn es also *einen* Dienst gibt, den ich meinen Mitmenschen erweisen kann, dann lass es mich jetzt tun, denn ich werde diesen Weg nicht noch einmal passieren." Dieses Zitat ist jedem bekannt und kommt uns besonders dann in den Sinn, wenn wir uns um diejenigen kümmern, die sterben werden. Wenn sie weg sind, wird es keine Möglichkeit mehr geben, sie zurückzuholen, um zu erklären, dass Pflichten missachtet oder nicht erfüllt wurden. „Wir kommen hier nur einmal vorbei."

Drittens aus religiöser Sicht. Es ist völlig unmöglich zu sagen, was genau die Pflicht der Krankenschwester im Hinblick auf die religiöse Seite ihres Dienstes ist, obwohl der Wunsch zu helfen oft im Kopf jeder nachdenklichen Krankenschwester, die einen unheilbaren Fall betreut, vorhanden sein muss.

Die Patientin weiß möglicherweise nicht, in welchem Zustand sie sich befindet, und der Arzt möchte möglicherweise nicht, dass ihr etwas gesagt wird. Dann müssen natürlich die Lippen der Krankenschwester verschlossen bleiben, was jede Anspielung auf die schreckliche Wahrheit angeht. Die religiösen Ansichten der Patientin und ihrer Freunde können sich von allem unterscheiden, was die Krankenschwester weiß, oder vielleicht kommt der Familienpfarrer häufig und belehrt und tröstet den Kranken und die Familie.

bittet ein Patient um die Lektüre eines Teils der Bibel, und wenn dieser Teil nicht angegeben ist, weiß die Pflegekraft möglicherweise nicht, an wen sie sich wenden soll. Einige Teile der Heiligen Schrift sind so allgemein bekannt und akzeptiert, dass sie kaum umhin können, Hoffnung und Trost zu spenden, ganz gleich, wie die religiösen Lehren bisher auch aussahen.

Ich werde dies vorschlagen, *falls nach* Lesungen gefragt wird. Die Psalmen sind voller schöner, tröstender Gedanken und Gebete. Der 23. hat vielen armen Seelen geholfen, die gerade dabei sind, ihre letzte Reise anzutreten, der 37., der mit „Keine Sorge um dich selbst" beginnt, zeigt, dass diejenigen wirklich gesegnet sind, die auf den Herrn vertrauen, der 51.: „Erbarme dich meiner, o Gott, „Lehrt Reue, das 42d: „Wie der Hirsch nach den

Wasserbächen hechelt, so sehnt sich meine Seele nach Dir, o Gott", zeigt das Verlangen der Seele nach Gott.

Im Neuen Testament ist das 14. Kapitel des Johannesevangeliums ein allgemeiner Favorit, wegen seiner tröstenden Gedanken: „Im Haus meines Vaters sind viele Wohnungen." Im Lukasevangelium, Kapitel 15, Vers 11, haben wir das Gleichnis vom verlorenen Sohn, um zu zeigen, wie vollständig und vollkommen Gottes Liebe und seine Vergebung sind, wenn die Sünde aufgegeben wird. Im 1. Korintherbrief, 15. Kapitel, Vers 20, finden wir ein meisterhaftes Argument für die Auferstehung von den Toten und ein Leben nach dem Tod. In der Offenbarung, 14. Kapitel, 13. Vers, ist ein sehr tröstlicher Gedanke für diejenigen, die ein anstrengendes Leben geführt haben und viel Leid erleiden.

Ich hoffe, dass diese wenigen Verweise hilfreich sein werden, wenn eine Krankenschwester aufgefordert wird, die Bibel zu lesen, und sie nicht genau weiß, an wen sie sich wenden soll.

Darüber hinaus gibt es natürlich unzählige Passagen, die mit Hilfe einer Konkordanz gefunden werden könnten und die man sich am besten auf einem Zettel notieren sollte, damit man ihn jederzeit abrufen kann. Manchmal bittet ein Patient um ein Gebet, und es kommt nicht oft vor, dass eine Krankenschwester sich in der Lage fühlt, sich neben das Bett zu knien und ein akzeptables spontanes Gebet zu sprechen. Deshalb würde ich vorschlagen, einen Band mit „Gebete für Kranke" zu kaufen.

In den Buchhandlungen der Kirche können sehr kleine, zierliche kleine Bücher voller dieser Gebete gekauft werden.

Im Episcopal Book of Common Prayer finden sich viele hilfreiche Gebete.

Der Satz, die Sammlung und der gesamte Ostergottesdienst in diesem Buch strahlen vor den Wahrheiten der Auferstehung, und die Osterhymnen sind auf das gleiche inspirierende Thema abgestimmt.

Diesen letzten Gedanken überlasse ich Ihnen. Welche hilfreichere Überlegung kann einer müden Krankenschwester kommen, als dass der Kranke, dem sie so viele Wochen oder Monate lang gedient hat, beim Eintritt in das ewige Leben endlich vor dem Herrn der Herrlichkeit, dem Namen des Herrn, liegen sollte Jemand, der bei ihr war, der ihr half, der sich um sie kümmerte und der ihrem Vertrauen bis zum Ende treu blieb?

www.ingramcontent.com/pod-product-compliance
Lightning Source LLC
LaVergne TN
LVHW041748190726
843493LV00008B/2499